極めに・究める・運動器疾患

相澤 純也 監修・著
Junya Aizawa

美﨑 定也 著
Sadaya Misaki

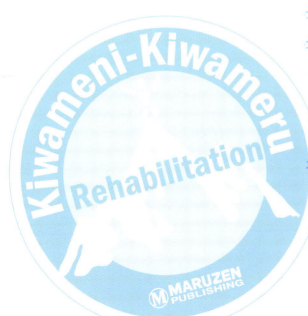

丸善出版

監修者序文

　「運動器疾患」とは，関節運動や身体活動を担っている四肢や体幹の骨格，関節，靱帯，神経・筋の異常，もしくは病態の総称です．運動器は自分の意思で動かすことができる唯一の器官です．**ヒトが「起き上がる」「立つ」「歩く」「走る」といった動作をできるのは運動器のおかげ**といっても過言ではありません．一方で，痛みや機能障害により運動器を思うように動かせなくなると，動作や活動にもろに影響が出ます．「ヒトが思い通りに運動，移動，作業ができない」という問題が，患者個人はもちろんのこと，集団や社会全体に及ぼす負担は甚大です．

　理学療法士，作業療法士，リハビリテーション等の専門医のような「リハビリテーション専門職（リハ専門職）」には，運動器疾患における**症状や障害の原因・誘因を的確なリーズニングで絞り込み，根拠に基づくアプローチを選択できる能力**が必要です．今後は，患者1人ひとりについて結果を出すとともに，予防的な視点をもって集団や社会にアプローチできる能力もさらに求められるようになるでしょう．つまり，自分が行おうとするアプローチの手法や，その効果を正しく評価するために，

統計学的な知識とそれを実際に応用できる
スキルを身につけておく

必要があります．もちろん，平均的なデータですべての患者の問題を解決できるほど，個人差や病態は単純ではありませんから，個々

の患者の状態を注意深く洞察し，**ナラティブな対応ができる柔軟性**も必要でしょう．

　丸善出版より，『極めに・究める・リハビリテーション』シリーズの監修を依頼され，「第2弾は"運動器疾患"」と相談されたときに，真っ先に頭に浮かんだのが美﨑定也先生でした．美﨑先生は大学卒業後，駿河台日本大学病院で運動器疾患リハの最前線で活躍された後に，現職である人工関節専門病院で人工関節リハに関する臨床，研究，教育にバランスよく取り組まれています．特筆すべきは統計学への造詣が非常に深いことで，人工関節置換術前後を含め，運動器疾患全般のリハにおいて統計学的な視点から研究に取り組まれ，主要学会でエッジの効いた発表や教育講演を数多くされています．また，本文にもあるように，病院を飛び出して集団や社会へのアプローチも実践されており，人工関節リハ分野のキーパーソンといえます．

　しかも美﨑先生は，日本スポーツ協会のアスレティックトレーナーのライセンスもおもちであり，スポーツ活動を通じた健康増進や疾病予防の専門家でもあるのです．こんな方はそうそういません．もし私が知人から「人工関節置換術前後を含めた運動器疾患リハができるよい先生を知りませんか？」「運動器疾患リハの統計学に関する講演ができる人はいませんか？」と聞かれたら，

真っ先に美﨑先生を紹介する

ことでしょう．

本書は，美﨑先生の哲学，ご自身の研究によるエビデンス，リハの考え方と実践テクニックが非常にバランスよく述べられており，他のテキストでは学ぶことができない本音ベースの臨床エッセンスが満載されています．

　すでに運動器疾患リハを専門としている先生だけでなく，何を専門とするか迷っている方にも，ぜひ読んでいただければと思います．丸善出版による卓越したリライトやデザインによって，堅苦しい教科書とは全く異なる"手に取りやすい読みもの"となりました．そして，私の本音は，学生に気軽に読んでいただき，この本によって，「運動器疾患リハの世界に一歩足を踏み入れてほしい」と願っていることです．きっと，皆さんの今後の羅針盤の1つとなってくれることでしょう．

　最後にわれわれに素晴らしい企画を提案し，出版まで導いてくれた丸善出版の堀内志保さんをはじめとするスタッフの方々にお礼を添えて，監修の序とします．

2018年11月吉日

相澤　純也

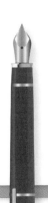

目　次

Chapter 1 まずは，運動器の痛みを取り除く！ .... 美﨑 定也 1
　極める1 「運動療法」「徒手療法」「物理療法」，痛みにはどれが効く？
　極める2 痛みの病態は OPQRST の問診で 8 割わかる
　極める3 取り除かなければならない痛みがそこにある！
　極める4 遅れてきた痛みは遅れる前に説明する

Chapter 2 疫学・統計・クリニカルリーズニングで
　　　　　　運動器を評価せよ！ .... 美﨑 定也 15
　極める1 疾患ごとの疫学と予後因子で患者の予後を把握
　　　　　──治療目標の立て方①
　極める2 対象疾患だけでなく，併存症も考慮
　　　　　──治療目標の立て方②
　極める3 「エラー」「バイアス」「平均への回帰」が臨床判断の場で必須知識
　極める4 クリニカルリーズニング（帰納的推論）と
　　　　　ガイドライン（演繹的推論）を使いこなす

Chapter 3 変形性膝関節症は理論ではなく結果が重要 .... 美﨑 定也 33
　極める1 膝の痛みが先か，大腿四頭筋の弱化が先か，
　　　　　リハビリテーション専門職にとっては重大ではない
　極める2 運動連鎖のリクツを理解して，とにかく結果を出せ！
　極める3 診療ガイドライン推奨派からの提言
　極める4 延々と続く保存療法の弊害

Chapter 4 肩関節疾患は保存療法で攻め，
日常生活の痛みを取り除く ……………………………… 美﨑 定也 …… 50

極める1 腱板損傷を保存療法で攻めるコツ
極める2 肩関節脱臼は積極的に「拘縮」を作る代表的な疾患
極める3 可動域制限は日常生活で困らなければよしとする
極める4 肩コリをほぐすだけならリハビリテーション専門職の免許はいらない

Chapter 5 非特異的腰痛は分類をはっきりさせる ………………… 美﨑 定也 …… 70

極める1 腰痛の原因ははっきりしなくても，分類ははっきりできる
極める2 リハビリテーション専門職はレッド・フラッグの伝道師になれ
極める3 「私，腹筋ないんです」といわれたら，まず姿勢から直せ
極める4 情報を与えるだけの患者教育はナンセンス

Chapter 6 大腿骨近位部骨折は動作獲得の加速に目標をおく … 相澤 純也 …… 88

極める1 付き添い屋さんはわれわれの仕事ではない
極める2 転倒リスクは，閉眼での片脚立位保持時間で予測する
極める3 動作獲得の加速が腕のみせどころ

Chapter 7 人工膝関節置換術の入院・外来リハビリテーション …… 美﨑 定也 …… 103

極める1 「早期の起立歩行」「痛みのマネジメント」「膝可動域の評価」で
短い在院期間を効率的に利用する
極める2 外来リハでは，「膝可動域の改善」「日常生活動作（ADL）の獲得」を
目標に
極める3 「ウォーキング」と「立った生活」で退院後の身体活動性をキープする
極める4 「忘れ去られた関節」を目指せ

Chapter 8 行動変容を促して治療効果を促進する ……………… 美﨑 定也 …… 121
　極める1 「患者が○○してくれない病」にかかってはいけない
　極める2 コトの重大さに気づいて，メリットを感じれば，患者は動く
　極める3 患者が動くリクツがわかるなら，とにかく最初の1歩を出させよ
　極める4 まずは自分が動いてみせよ！

Chapter 9 予防医学で運動器疾患を防ぐ ……………………… 美﨑 定也 …… 138
　極める1 ポピュレーション・アプローチで予防医療に貢献する
　極める2 介護予防教室で社会参加を促し，生きがいを見出させる
　極める3 スクリーニングで，死亡にもつながる転倒を予防する
　極める4 統計調査を利用して生涯運動を普及させる

COLUMN 一覧

1. 「運動療法」「徒手療法」「物理療法」，選びやすいから選んでいない？　4
2. 術後急性期・亜急性期の痛み　13
3. 心がモヤっとするリハビリテーション　21
4. 基準範囲を外れた検査値は異常か？　23
5. 腱板断裂，手術するならいつ？　57
6. 保存療法 vs 手術療法　58
7. リハビリテーション専門職にも多い！？　非特異的腰痛　77
8. 適用性判断，できてますか？　95
9. 計画表通りに進めればよい！？　101
10. CPM 何する者ぞ　107
11. スポーツレクリエーション指導のコツ　115
12. 介護予防教室　143
13. 転倒の定義と国際疾病分類　147

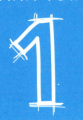

CHAPTER 1 まずは，**運動器の痛み**を**取り除く**！

極める1 「運動療法」「徒手療法」「物理療法」，痛みにはどれが効く？
極める2 痛みの病態はOPQRSTの問診で8割わかる
極める3 取り除かなければならない痛みがそこにある！
極める4 遅れてきた痛みは遅れる前に説明する

　皆さん，「運動器」という言葉をご存知でしょうか？　骨や関節，筋肉，靭帯，神経など，身体を支え動かす組織・器官のことです．「運動器疾患」は，腰痛，膝痛，肩痛など，疾患の種類を問わず幅広い部位の「痛み」を引き起こします．運動器は普段あまり意識されないだけに，一度痛みが発生すると患者はとてもつらい思いをします．本書は，そんな「運動器の痛み」から解説したいと思います．

極める1 》「運動療法」「徒手療法」「物理療法」，痛みにはどれが効く？

　「運動療法」「徒手療法」「物理療法」は，皆さん学校で勉強してきたと思います．中には，臨床で使っている，という人もいるかもしれませんが，下記の通り簡単におさらいしておきます（図1）．忘れた人は，教科書に戻って勉強し直しです．

(001)

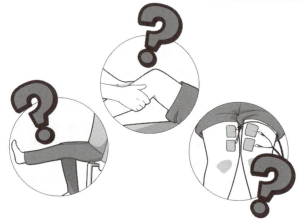

図1 運動療法，徒手療法，物理療法，痛みにはどれが効く？

[イラスト：西村友花]

- **運動療法（exercise therapy）**：身体の全体または一部を動かすことで，症状の軽減・緩和や，機能回復を目指す治療法
- **徒手療法（manual physical therapy）**：各疾患の症状や徴候を評価し，筋，神経，靭帯，腱，血管などの組織ごとに治療手技を選択し適用する治療法
- **物理療法（physical therapy）**：身体に物理エネルギー（温熱，寒冷，電気刺激，光線など）を加えることで，血液循環の改善，筋の緊張や痛みを除去または軽減する治療法

　では，「運動療法」「徒手療法」「物理療法」痛みにはどれが効く？　こんな問いかけに，読者の皆さんはどのように思うでしょうか．「おかしなことを聞くな！」と，叱った方は，運動療法，徒手療法，物理療法の適応と限界をわかっている人だと思います．では，少し質問を変えましょう．

> 皆さんは，「運動療法」「徒手療法」「物理療法」を
> 適切に使い分けていますか？

その答え，すなわちそれぞれの適応と限界をお話しする前に，まずは痛みについて簡単におさらいします．国際疼痛学会（International Association for the Study of Pain：IASP）によると，痛みとは「組織の実質的あるいは潜在的な障害にともなう，あるいは，そのような障害を表す言葉で表現される不快な感覚あるいは情動体験」と定義されています．つまり，痛みは下記のように定義・分類されます．

痛みの定義と分類

- 痛みとは主観的な感覚・感情であって，**患者が「痛い」といえば痛みが存在する**と考える
- 発症した時点からの経過によって，**急性痛**と**慢性痛**に分けられる
- 明確な基準はないが，一般的に**急性痛は 4～6 週以内に消失する痛み**，**慢性痛は 3～6 カ月以降も続く痛み**とされる
- 痛みは，原因によって**侵害受容性**，**神経障害性**，**心因性**に分類される（表1）．痛みの原因は混在していることが多く，治療を難しくする理由でもある

表1　痛みの原因による分類

侵害受容性疼痛	神経障害性疼痛	心因性疼痛
器質的	器質的	非器質的
侵害刺激や炎症によって生じた発痛物質が侵害受容器を活性化することによって引き起こされる痛み	神経の損傷あるいはそれにともなう機能異常の直接的結果として生じている痛み	痛みの原因を説明する客観的身体的病態が欠如し，精神的因子が痛みの主因と考えられる痛み

COLUMN 1

「運動療法」「徒手療法」「物理療法」，選びやすいから選んでいない？

　臨床現場において選びやすい（適用しやすい）のは「徒手療法」ではないでしょうか？　患者が来たら，とりあえず治療台に寝かせて，硬い筋をグリグリッとほぐして，「柔らかくなりましたね〜！」なんて…．

　確かに，「運動療法」は運動器具や運動スペースが，「物理療法」は高額な機器（買ってもらえないことが多い）が必要となりますから，「選びたくても選べないんだよ！」という悩ましい意見はごもっともです．

ですが，運動スペースも物理療法機器もあるのに選ばないとしたら…？　リハビリテーション室の隅っこに，ホコリをかぶった電気治療機器が眠っている，なんてことはありませんか？　近年の研究によって，「運動療法」「徒手療法」「物理療法」それぞれにおいて適応となる病期，症状が明らかになってきています．

　それでも「徒手療法」を第一選択としますか？

　それでは本題に戻ります．表2[1)〜6)]に痛みに対する「運動療法」「徒手療法」「物理療法」の効果に関するコクラン・レビュー[*1]をまとめ，その一部を挙げました．理学療法の対象となる疾患について，多くの臨床研究が行われていることを知っていましたか？

　たとえば，慢性期の非特異的腰痛患者に対するモーターコントロールエクササイズ（運動療法）は，対照群と比較して，**視覚的評価尺度（visual analogue scale：VAS）を30点ほど改善させます**（極める2参照）．一方，マッサージ（徒手療法）は，対照群と比較して，痛みを中程度改善させます．また，変形性膝関節症患者に対する運動療法と超音波（物理療法）は，対照群と比較してそれぞれ，わずかに痛みを改善させます．このように，まず疾患ごとのアプローチを決める前に各種治療法によって解消される痛みの改善度合いが異なることを理解してい

[*1] コクラン・レビュー：国際的団体であるコクラン共同計画が作成している，医学論文のシステマティック・レビュー．質の高い論文を網羅的に集め，専門家によって吟味されたシステマティック・レビューは，臨床業務に忙殺されたリハビリテーション専門職にとって役立つ情報源になる[7)]．

表2 痛みに対する運動療法，徒手療法，物理療法の効果に関する研究［文献1）〜6）より］

著者 （発表年）	対象疾患	アプローチ方法	アウトカム （効果の大きさ）	エビデンスレベル
Saragiotto BT[1] (2016)	慢性非特異的腰痛	モーターコントロールエクササイズ	VAS −30.2（95% CI −35.3〜−25.1）	低〜中
Fransen M[2] (2015)	変形性膝関節症	運動療法	VAS −6（95% CI 3〜9） （SMD −0.24, 95% CI −0.35〜−0.14）	中〜高
Page MJ[3] (2016)	肩腱板損傷	徒手療法 （運動療法の併用）	VAS（関節内注射，関節鏡手術と比較して差なし）	低
Furlan AD[4] (2015)	非特異的腰痛	マッサージ	VAS（SMD）−0.40（95% CI −0.80〜−0.01）	低
Page MJ[5] (2016)	肩腱板損傷	LLLT	52-point pain scale −8.6（95% CI −13.5〜−3.7）	低
Rutjes AW[6] (2010)	変形性膝関節症	超音波	VAS −12（95% CI −19〜−6）	低

VAS：visual analogue scale，95% CI：95％信頼区間，SMD：標準化した平均値の差，LLLT：低出力レーザー

れば疾患によってどの治療法を第一選択として使えばよいのかを把握できるわけです．ただし，研究の対象集団が異なるため，単純に比較することはできないことに注意が必要です．

「運動療法」「徒手療法」「物理療法」それぞれの療法のスペシャリスト（になること）を否定するわけではないのです．ただ，ある特定の徒手療法しかやらないとか，機器があるのに物理療法は使わないとか，そのような話を耳にすると，「臨床家」としてそれでよいのか？　と疑問に思うのです．私は，

痛みへの対処の選択肢を広げることは，患者の痛みが改善する可能性を広げること

と考えます．優れたリハビリテーションの臨床家になるためには，対象疾患，痛みの経過や原因に応じて，運動療法，徒手療法，物理療法を適切に使い分ける姿勢を持たなければなりません．

極めに究める Point 1
臨床家たるもの，痛みの種類と運動療法，徒手療法，物理療法のすべてを理解し，適切に使い分けられなければならない

極める 2 ≫ 痛みの病態は OPQRST の問診で 8 割わかる

　痛みは「主観的な感覚」ですから，「とにかく患者の痛みを聴く」ことが大切です．なぜなら，痛みの表現から，痛みの原因となる組織を推測することができるからです（表3）[8]．私は患者の痛みを聴く時は必ず **OPQRST** を使います．この OPQRST とは，次の単語の頭文字を並べたものです．

> **OPQRST**
>
> **O**nset（発症，契機）
> **P**rovoking and alleviating factors（痛みの誘発・軽減因子）
> **Q**uality（性質）
> **R**adiation（放散性）
> **S**everity（重症度）
> **T**iming（時期，持続時間）

　OPQRST には，痛みの病態を表す要素がすべて含まれているので，患者の痛みを多面的にとらえることができます．これは使えますよ．ぜひ，覚えておいてください．

表3 痛みの表現と痛みの原因となる組織［文献8）より］

痛みの表現	痛みの原因となる組織
ひきつるような鈍い痛み	筋
鈍い疼くような痛み	靭帯，関節包
鋭く打ち込まれるような痛み	神経根
鋭くはっきりとした電気が走るような痛み	神経
焼けるような，押し込まれるような，刺すような痛み	交感神経系
深く，しつこい鈍い痛み	骨
鋭く，耐え難い痛み	骨折
脈打つような，あいまいな痛み	血管性

OPQRSTを聞き出すためのコツ

では，臨床の現場で実際にどのように問診するのか，シミュレーションしてみましょう．

O（発症，契機）「いつごろから痛みましたか？」「何かきっかけがありましたか？」

P（誘発・軽減因子）「痛みが強まったり，弱まったりする姿勢や動作はありますか？」

Q（性質）「どのような痛みですか？（ズキズキ？ 刺すような？ チクチク・ピリピリ？ 気分が悪いような？）」

R（放散性）「他の部位まで痛みが広がりますか？」

S（重症度）「痛みの強さはどれくらいですか？（がまんできない痛みを10としたらどれくらい？）」

T（時期，持続時間）「1日の中でいつ痛みますか？ それはどれくらい続きますか？」

こんな感じです．どうです，意外と簡単でしょ．

痛みの性質（Q）や重症度（S）は，質問票を使って定量的に評価しておくと，理学療法の経過を振り返ることができます．マックギル疼痛質問票（short-form McGill pain questionnaire-2：SF-MPQ-2）（図2）[9]やVAS（図3），numerical

この質問票には異なる種類の痛みや関連する症状を表す言葉が並んでいます．過去1週間に，それぞれの痛みや症状をどのくらい感じたか，最も当てはまる番号に×印をつけて下さい．あなたの感じた痛みや症状に当てはまらない場合は，0を選んで下さい．

	症状	なし	0	1	2	3	4	5	6	7	8	9	10	考えられる最悪の状態
1.	ずきんずきんする痛み	なし	0	1	2	3	4	5	6	7	8	9	10	考えられる最悪の状態
2.	ビーンと走る痛み	なし	0	1	2	3	4	5	6	7	8	9	10	考えられる最悪の状態
3.	刃物でつき刺されるような痛み	なし	0	1	2	3	4	5	6	7	8	9	10	考えられる最悪の状態
4.	鋭い痛み	なし	0	1	2	3	4	5	6	7	8	9	10	考えられる最悪の状態
5.	ひきつるような痛み	なし	0	1	2	3	4	5	6	7	8	9	10	考えられる最悪の状態
6.	かじられるような痛み	なし	0	1	2	3	4	5	6	7	8	9	10	考えられる最悪の状態
7.	焼けるような痛み	なし	0	1	2	3	4	5	6	7	8	9	10	考えられる最悪の状態
8.	うずくような痛み	なし	0	1	2	3	4	5	6	7	8	9	10	考えられる最悪の状態
9.	重苦しい痛み	なし	0	1	2	3	4	5	6	7	8	9	10	考えられる最悪の状態
10.	触ると痛い	なし	0	1	2	3	4	5	6	7	8	9	10	考えられる最悪の状態
11.	割れるような痛み	なし	0	1	2	3	4	5	6	7	8	9	10	考えられる最悪の状態
12.	疲れてくたくたになるような痛み	なし	0	1	2	3	4	5	6	7	8	9	10	考えられる最悪の状態
13.	気分が悪くなるような痛み	なし	0	1	2	3	4	5	6	7	8	9	10	考えられる最悪の状態
14.	恐ろしい痛み	なし	0	1	2	3	4	5	6	7	8	9	10	考えられる最悪の状態
15.	拷問のように苦しい痛み	なし	0	1	2	3	4	5	6	7	8	9	10	考えられる最悪の状態
16.	電気が走るような痛み	なし	0	1	2	3	4	5	6	7	8	9	10	考えられる最悪の状態
17.	冷たく凍てつくような痛み	なし	0	1	2	3	4	5	6	7	8	9	10	考えられる最悪の状態
18.	貫くような痛み	なし	0	1	2	3	4	5	6	7	8	9	10	考えられる最悪の状態
19.	軽く触れるだけで生じる痛み	なし	0	1	2	3	4	5	6	7	8	9	10	考えられる最悪の状態
20.	むずがゆい	なし	0	1	2	3	4	5	6	7	8	9	10	考えられる最悪の状態
21.	ちくちくする/ピンや針	なし	0	1	2	3	4	5	6	7	8	9	10	考えられる最悪の状態
22.	感覚の麻痺/しびれ	なし	0	1	2	3	4	5	6	7	8	9	10	考えられる最悪の状態

図2 マックギル疼痛質問票（SF-MPQ-2）[文献9）より]

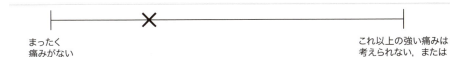

図3 VAS
10 cmの横線の左端を「0（痛みなし）」，右端を「100 mm（耐えられない強さの痛み）」として，現在の痛みの強さを×印で線上に印す

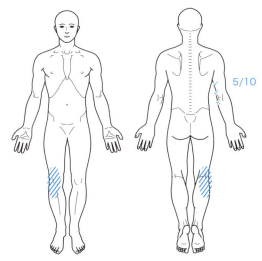

図4 ボディチャート
痛みがある部位をレ点（✔）や斜線（///）などで示す．NRS（「痛みなし」を0，「耐えられない強さの痛み」を10とした11段階評価）の数値も合わせて示す

---

rating scale（NRS）などが代表的です．

　それから，痛みをボディチャート（図4）に表すことが大切です．「百聞は一見に如かず」ということわざの通り，ボディチャートは痛みの病態の理解を助け，患者への説明やほかのリハビリテーション専門職との情報共有を容易にします．

極める3 ≫ 取り除かなければならない痛みがそこにある！

　ここで，リハビリテーション専門職であるわれわれが取り除くべき痛みについて説明します．

　診療科や職種を超えて痛みに対処する，いわゆる学際的アプローチという考え方が広く知られてきています（図5）．とりわけ，慢性痛においては，これまでの生物医学モデルだけでは痛みを改善することは難しいことから，生物心理社会モデル（bio-psycho-social model）によって，さまざまな専門職が相互に協力しながら，患者の痛みに対処する必要があるとされています．

　では，「リハ専門職が取り除かなければならない痛み」（あえてこのように表現します）とは，どのような痛みでしょうか？

　私は，**メカニカルストレス（mechanical stress）**[*2] **に起因する痛み**が，その最たるものだと考えています．メカニカルストレスに起因する痛みには，**腰を反らした時に下位の腰椎あたりに生じる痛み**（図6）や，しゃがみこんだ時に足関節前面に生じる痛みなどがあり，以下のような特徴があります．

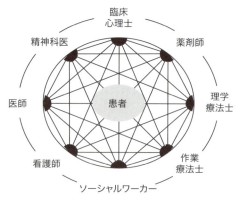

図5　痛みに対する学際的アプローチ

[*2] 骨や筋肉，関節といった運動器に加わる力（ストレス）全般を指す．機械的ストレスとも呼ばれる．

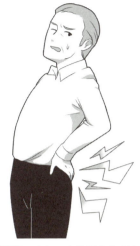
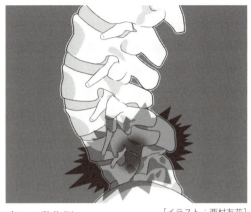

図6　メカニカルストレスに起因する痛みの動作例

[イラスト：西村友花]

「メカニカルストレスに起因する痛み」の特徴

- 特定の動作で生じ，その動作をやめると消失する
- 同じ動作を何度か繰り返してもらうと，同じような痛みが再現される
- 鈍い痛みであることが多く，放散性はない
- 可動性が低下した（hypo-mobility）関節より，可動性が過大な（hyper-mobility）関節においてよくみられる

　可動性が大きい関節は，可動性が低い関節に隣接していることが多く，代償的に過大な可動性を生じている場合があります．このような過大な可動性は，メカニカルストレスを局所に集中させ，結果として痛みが生じると考えられます．大事なことなのでもう一度いいます．**問診や理学所見などから，メカニカルストレスに起因すると考えられる痛みは，「リハ専門職が取り除かなければならない痛み」なのです**．皆さん，まずこれに気づくことが勘どころです．

第1章　まずは，運動器の痛みを取り除く！

極めに究める Point 2

特定の動作を繰り返すことで起こるメカニカルストレス．
その発見と痛みの治療は，リハビリテーション専門職の仕事

極める 4 》 遅れてきた痛みは遅れる前に説明する

遅発性筋痛（delayed onset muscle soreness：DOMS）とは，運動後，数時間～数日経過して発生し，1週間程度で消失する痛みのことをいいます．俗にいう「筋肉痛」です．DOMS が起こる機序は明らかになっていませんが，**運動によって筋線維に生じた微細な損傷を修復する過程で起こる結合組織の炎症反応**を原因とする説が有力です．不慣れな運動や過剰な負荷のトレーニング（特に伸張性収縮）が DOMS を起こしやすいことがわかっています[10]．

DOMS になってしまった場合はマッサージやストレッチでケアされるでしょう．まれに医師の指示・処方のもと痛み止めの内服や外用薬（シップなど）の使用を勧めることもありますが，最も重要な対応は，「患者への説明・アドバイス」です．ですから，DOMS が起こりそうなトレーニングであったり，対象者であったりした場合，「患者への説明・アドバイス」をあらかじめしておきましょう．

DOMS のケアに関する研究によると，次のことがわかっています．

- 運動後のクライオセラピー（冷却療法）やマッサージは，DOMS の軽減に有効[11]（冷却療法，特に冷水に浸かること）
- 運動前あるいは後のストッチングは有効とはいえない（意外ですが…）[12]

DOMSのケアにおいても，その有効性は明らかではない部分が多いため，今後の研究の成果が待たれるところです．

　ここで注意しておかなければならないのは，患者がDOMSをきちんと理解しているとは限らないということです．「理学療法を受けたせいで痛みが悪化した」「他のところまで痛くなった」などと患者に思われてしまっては，元も子もありません（コラム2）．

① 慣れない運動によって，後日，痛みを生じる可能性があること
② 痛みを生じたとしても，1週間程度で消失すること

を説明することは，リハ専門職としての責務です．PT（理学療法）は physical THERAPIST であって，physical TERRORIST ではありませんから．

COLUMN 2
術後急性期・亜急性期の痛み

　関節鏡視下手術や人工関節術後の急性期・亜急性期においても，運動後，創部周囲に熱感を生じることがよくあります．これはDOMSとは異なりますから，創部のアイシングを必ず行いましょう．日常生活でも，運動した後，長距離を歩いた後などに発熱を感じたら，アイシングするように指導しておくことが肝心です．

（美﨑 定也）

極めに究めると，こんなことができる！

1. 疾患や病期に応じて，「運動療法」「徒手療法」「物理療法」を適用できる
2. 痛みの病態を「OPQRST」で多面的に把握できる
3. メカニカルストレスに起因する痛みを取り除ける
4. 遅れてくる痛みについて，前もって説明できる

● 文献

1) Saragiotto BT, Maher CG, Yamato TP, et al. Motor control exercise for chronic non-specific low-back pain. Cochrane Database Syst Rev 2016；(1)：CD012004.
2) Fransen M, McConnell S, Harmer AR, et al. Exercise for osteoarthritis of the knee. Cochrane Database Syst Rev 2015；1：CD004376.
3) Page MJ, Green S, Kramer S, et al. Manual therapy and exercise for adhesive capsulitis (frozen shoulder). Cochrane Database Syst Rev 2014；(8)：CD011275.
4) Furlan AD, Giraldo M, Baskwill A, et al. Massage for low-back pain. Cochrane Database Syst Rev 2015；(9)：CD001929.
5) Page MJ, Green S, Mrocki MA, et al. Electrotherapy modalities for rotator cuff disease. Cochrane Database Syst Rev 2016；(6)：CD012225.
6) Rutjes AW, Nüesch E, Sterchi R, et al. Therapeutic ultrasound for osteoarthritis of the knee or hip. Cochrane Database Syst Rev 2010；(1)：CD003132.
7) コクラン・ライブラリの日本語サイト (http://www.cochrane.org/ja/evidence)
8) Magee DJ. Orthopedic Physical Assessment. 3rd ed. Saunders, 1997.
9) Maruo T, Nakae A, et al. Translation and reliability and validity of a Japanese version of the revised Short-Form McGill Pain Questionnaire (SF-MPQ-2). Pain Research 2013；28；43-53.
10) Lewis PB, Ruby D, Bush-Joseph CA. Muscle soreness and delayed-onset muscle soreness. Clin Sports Med 2012；31：255-62.
11) Glasgow PD, Ferris R, Bleakley CM. Cold water immersion in the management of delayed-onset muscle soreness：is dose important？ A randomised controlled trial. Phys Ther Sport 2014；15：228-33.
12) Adamczyk JG, Krasowska I, Boguszewski D, et al. The use of thermal imaging to assess the effectiveness of ice massage and cold-water immersion as methods for supporting post-exercise recovery. J Therm Biol 2016；60：20-5.
13) Guo J, Li L, Gong Y, et al. Massage alleviates delayed onset muscle soreness after strenuous exercise：A systematic review and meta-analysis. Front Physiol 2017；8：747.

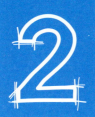
疫学・統計・クリニカルリーズニングで運動器を評価せよ

- 極める1 　疾患ごとの疫学と予後因子で患者の予後を把握
—治療目標の立て方①
- 極める2 　対象疾患だけでなく，併存症も考慮
—治療目標の立て方②
- 極める3 　「エラー」「バイアス」「平均への回帰」が臨床判断の必須知識
- 極める4 　クリニカルリーズニング（帰納的推論）とガイドライン（演繹的推論）を使いこなす

極める1 》疾患ごとの疫学と予後因子で患者の予後を把握—治療目的の立て方①

　突然ですが，皆さんの目の前に患者がいるという現象は，一体何を意味するのでしょうか？ 「痛みやしびれといった症状，歩行や階段昇降など**日常生活動作（activity of daily living：ADL）**の困難さが続くため，病院またはクリニックを訪れ，医師から病気の診断を受け，そして理学療法が処方された」．そのような状況ではないでしょうか．

　ある症状や動作の困難さを生じる運動器疾患の発症とその原因は，それぞれの疾患によって異なります．このような，病気の発症とその原因に関する学問（ア

(015)

プローチ）を**疫学（epidmiology）**といいます．Rothmanによると，疫学とは「疾病頻度の分布と決定要因に関する学問」と定義されています[1]．病気の原因を明らかにすることによって，病気を予防したり，治療方法を確立することが疫学の目的です．

変形性膝関節症（osteoarthritis of the knee：膝OA）の疫学を例に挙げてみましょう．膝OAとは，膝の痛みを主な症状とする，関節の変形をともなう病気です．ROADスタディ[*1]によると，本邦における膝OAの有病者数は，約2,500万人（そのうち症状を有する者は約800万人）と推定されています[2]．**男性より女性が多く**（男女比1：2），**加齢とともに膝OAの有病率が増加**します．驚くことに，60歳以上の女性の約70％が膝OAを有することになるのです．

次に，膝OAの発症と進行の原因をみてみましょう（表1）[3)~5)]．膝OAを発症すると，**膝関節へのメカニカルストレスの増大によって進行してしまう**ことが推察できます．また，**膝OAは肥満が発症と進行の原因にもなっている**こともポイントです．これらの疫学的特徴を下記にまとめました．

> **膝OAの疫学**
> ❶ 男性より女性が多い
> ❷ 加齢とともに有病率が増加する
> ❸ 膝関節へのメカニカルストレスの増大によって進行の可能性が高まる
> ❹ 肥満が発症と進行の原因にもなる

ここまで知ると，なぜ目の前に患者がいるのか，想像がついてくるでしょう．同時に，理学療法で必要となる患者情報や検査・測定項目，そして患者指導のポイントも浮かんできましたか？　そうです．疫学には，理学療法を展開するため

[*1] ROADスタディ：都市部（東京都板橋区），山間部（和歌山県日高川町），沿岸部（和歌山県太地町）に在住の60歳以上の2,282名（男性817名，女性1,465名）を対象とした，膝OAの有病率に関する疫学調査．X線画像の評価，病歴，嗜好，身体活動の聴取などが面談により実施された．

表1 膝OAの発症と進行の原因［文献3）〜5）より引用］

発症の原因	進行の原因
加齢	肥満
性別（女性）	大腿四頭筋の筋力低下
肥満	下肢のマルアライメント（O脚・X脚）
遺伝	関節動揺性
過去の膝の外傷（靭帯・半月板損傷）	
膝を酷使した生活（しゃがみこむ，ひざまずく）	

のアイデアが詰まっているのです．

さて，今度は膝OAの予後，つまり「人工膝関節手術が必要かどうか」について考えてみましょう．膝OAの画像評価は，X線が一般的ですが，近年ではMRIによって評価されることも増えています（図1）[1]．MRIによる評価のシステマティックレビュー[6]によると，3年以上の追跡期間において，膝OA患者の3〜15％が人工膝関節手術を受けており，その予後に関連する因子は，次のようなものでした．

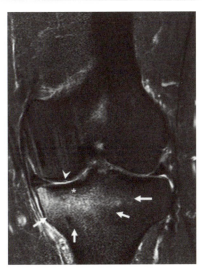

図1 MRI［文献6）より］
MRI脂肪抑制T2強調画像．脛骨内に骨髄損傷を疑う高信号域が認められる（白矢印）

❶ 関節軟骨の薄さ
❷ 骨髄損傷（bone marrow lesion：BML）
❸ 半月板損傷

このような情報は，理学療法のゴール（治療目標）を立てる際に参考になります．

　最後に，人工膝関節手術を予定している患者の膝の痛みやADLの困難さの程度を示します（図2）．これは，準WOMAC[*2]という患者立脚型評価尺度を用いて評価した675名のデータです．この結果を100点満点に換算すると，手術前の膝の痛みの平均値（標準偏差）は54.4（20.4）点，ADLの困難さは61.7（20.6）点でした．膝の痛みやADLの困難さが中程度になってきた時，手術を決心する患者が多い，と解釈できます．

　患者に理学療法を実施したにもかかわらず，奏効しなかった時は，別の治療が必要な状態かもしれません．疫学を知り，患者の予後を把握することは，理学療法を展開し，方針（ゴール）を立てることに役立つのです．

[*2] 準WOMACとは，膝の痛み，こわばり，ADLの困難さを評価するWestern Ontario and McMaster University Osteoarthritis Index[7]を日本語に翻訳した自記式の評価尺度[8]．膝OAおよび人工膝関節手術後に用いられる．こわばりを除いた，膝の痛み（5項目），ADLの困難さ（17項目）について，まったく痛みなし・困難なしの状態から，非常に痛い・困難ありの状態まで5段階で評価し，それぞれ，合計点を100点満点に換算．点数が高いほど状態が良好であることを示す．

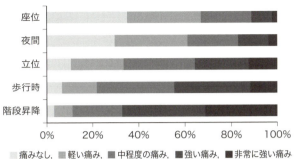

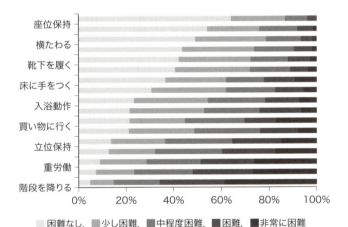

図2 人工膝関節置換術前の膝の痛みおよびADLの困難さの分布

膝の痛み,ADLの困難さについて,準WOMACを用いて評価した.全体(n=675)を100%とした時の割合を示す.術前は歩行時および階段昇降時に強い痛みを訴え,それらの動作が非常に困難になっていることがわかる

> **極める2** ≫ 対象疾患だけでなく,併存症も考慮
> ─治療目標の立て方②

　本書を手に取った皆さんは,運動器疾患のリハビリテーションに興味をもち,骨関節,筋,靭帯,そして神経などに関する勉強をされていることと思います.そんな皆さんにあえていわせてください.

運動器疾患だけ学べば済むと思うな

と．学生時代の私は，運動器疾患に興味をもっていたので，それに関係することをよく勉強していた記憶があります．卒業後も運動器疾患に関する講習会にばかり参加していました．手前味噌ですが，運動器疾患に関する知識や技術は，臨床経験とともに増え，リハビリテーションの効果を出せるようにもなってきました．

しかし，それと同時に，特定の状況では効果を出せないことにも気づくようになりました．その原因は，

「リハビリテーションの対象となった病気」以外の「併存症」の存在

です．併存症とは，**併存疾患**とも呼ばれ，別の病気を有する状態のことを指します．運動器疾患リハビリテーション対象患者の併存症の例を表2に挙げます．

当然のことながら，併存症の有無だけでなく，その程度や服薬状況も把握する必要があります．患者の併存症の状況に応じてリハビリテーションプログラムを設定し，リスクを管理しながら進めるわけですから，思うような効果が出ないこともあるのです．

表2 運動器疾患リハビリテーション対象患者の併存症の例［文献9）および国際疾患分類より］

内分泌・栄養および代謝： 　糖尿病，甲状腺障害，肥満症など	呼吸器系： 　慢性閉塞性肺疾患，喘息，肺線維症など
循環器系： 　高血圧，心疾患，脳血管疾患など	腎・尿路系： 　慢性腎臓病など
神経系： 　パーキンソン病，片麻痺など	精神および行動の障害： 　認知症，気分障害（うつ病）など
眼： 　白内障，緑内障，網膜症など	その他： 　新生物（腫瘍）など

COLUMN 3
心がモヤっとするリハビリテーション

　ここで，私が経験した症例を挙げましょう．

　歩行時の膝の痛みを訴えて来院されたAさんは，痛みと同側に片麻痺がありました．麻痺は軽度でしたが，歩行周期を通して麻痺側の股関節，膝関節は常に屈曲位（いわゆる「こわばった膝」）を呈していました．Aさんは，末期膝OAの診断により，麻痺側の人工膝関節手術を受け，術後の経過も良好で，予定通り3週間で自宅に退院されました．

　外来リハビリテーションでは，人工関節の耐久性の観点から，歩行時のこわばった膝の改善に焦点を当てていましたが，残念ながら思うような改善はみられませんでした．

　ところが，Aさんは「痛みがなくなって，日常生活が楽になった」と満足しており，目標であった駐輪場管理業にも復職したので，数種類のホームエクササイズと身体活動量の維持を指導し，外来リハビリテーションは終了となりました．

　それから数年後，外来の定期受診の際におみかけした際，歩容の悪化はみられませんでした．維持されているのでとりあえずよし，というAさんの判断だったのだろうと推察できますが，振り返ると今でも心がモヤっとします．

　では，どのような併存症がリハビリテーションの効果に影響を及ぼすのでしょうか？　たとえば，変形性股関節症患者に対する行動療法において，併存症を有する場合はその効果が小さくなること[10]や，腰部障害患者への理学療法において，併存症を有する場合はその効果が小さくなったり，通院回数が多くなったりすること[11]が報告されています．また，頚肩腕障害患者への保存療法では，全般的な健康障害や精神的要因が機能回復を妨げることが示されています[12]．

　集団および個人の例を挙げましたが，いずれにしても，併存症はリハビリテーションの効果に影響を及ぼすということを理解し，運動器リハビリテーションを極めに・究めるために，併存症の情報収集をルーチン化することを頭に入れておきましょう．

> **極めに究める Point 1**　「併存症（併存疾患）」に常に目を光らせ，状態に応じてリハビリプログラムを設定し，リスクを管理しながら進める

極める 3 ≫ 「エラー」「バイアス」「平均への回帰」が臨床判断の必須知識

「臨床で働くリハビリテーション専門職にとって，統計は必要ですか…？」

皆さんはどう答えるでしょうか．「必要だとは思うけれど，よくわからない」という回答が多そうですね．「統計は研究者が使うものだから，臨床では必要ない」なんていう回答も聞こえてきそうです．しかし私は，**臨床でこそ，統計の知識が必要**だと思っています．

統計とは，「集団における個々の要素の分布を調べ，その集団の傾向・性質などを数量的に明らかにすること．また，その結果として得られた数値（広辞苑より）」とされています．統計は，**臨床判断（clinical decision）**が必要な場面（表3）において，経験や勘に頼るのではなく，ある一定の基準をもとに客観的に判断するために用いられます．

たとえば，ある患者の他動的な肩関節屈曲可動範囲が130度であったとします．この130度という数値は異常でしょうか？　当たり前ですが，異常かどう

表3　臨床判断が必要な場面の例

①ある検査の結果が正常か異常か
②妥当なゴールはどこか（予後予測）
③トレーニングの強度や回数はどの程度が適切か
④経過は順調か
⑤リハビリテーションは有効だったか

COLUMN 4
基準範囲を外れた検査値は異常か？[14]

健康な人であっても，基準範囲から外れた検査値を時々みかけますが，これは「異常」なのでしょうか？

検査値の基準範囲は，健康な集団のデータにもとづき，平均値±2標準偏差（2 SD）以内に設定されています．この範囲にはデータの95％が含まれることがわかっているため，おおむね基準範囲とされているのです．

したがって，健康な人であっても，5％（上下2.5％ずつ）は基準範囲外となる検査値が出てしまいます．たった1つの検査値の結果だけで異常と判断しないよう注意が必要，ということですね．

かは正常と比較しないとわかりません．

日本リハビリテーション医学会の監修による関節可動範囲では，肩関節の屈曲の参考値は180度とされていますから[13]，この数値と比較すると異常といえるでしょう．

では，同じ患者の1週間前の肩関節屈曲可動範囲が120度だったとしたら，どうでしょうか？　この場合には，経過は順調といえると思います．でも，もし3週間，130度の状態が続いていたとしたら，リハビリテーションの内容を見直す必要があるかもしれません．

このように，数値をある基準と見比べることによって，臨床判断に役立てることができるのです．

ところで，皆さんは臨床判断に必要な統計データをどのように得ていますか？　おそらく，学術雑誌に掲載されている論文から得ているのではないかと思いますが，論文を批判的に吟味していますか？　していたとしても，皆さんの批判的吟味ははたして適切でしょうか…？

論文の批判的吟味において大切なことは,

エラー(偶然)とバイアス(偏り)を的確に見抜くこと

です.エラー(偶然)は統計と密接に関係しています.みなさんも「P値」や「有意差」という言葉を聞いたことがあるでしょう.

また,ある仮説(統計用語で帰無仮説)のもとで計算された,ある事象が起こる確率のことをP値(有意差)といいます.

> **P値(有意差)とは**
> - そのP値が通常では起こりえない(偶然とは考えられない)ほど小さい場合,**有意差がある**といいます
> - 逆に,P値がある基準(統計用語で有意水準.慣習的に5%)より大きい場合には,**有意差があるとはいえない(偶然を否定できない)** と結論づけます

この二者択一の考え方がいわゆる**検定**です.

P値は対象者数に依存しますから,十分な数が集められているかどうかを批判的に吟味します.一方,対象者数を膨大に増やせば,効果がわずかでも有意になるため,「有意差がある=臨床的に有効」と判断するのは適切な批判的吟味とはいえません.

ちなみに,米国統計学会は,「統計的な結論や,ビジネス,政策における決定は,P値がある値を超えたかどうかにのみ基づくべきではない(一部抜粋)」[15]との声明を出しています.臨床的に有効かどうかを判断するためには,「推定」による信頼区間をみるとよいでしょう(図3).信頼区間の上限値と下限値をみることによって,効果の大きさの程度をつかむことができます.

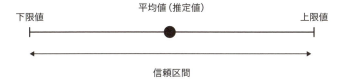

図3　信頼区間の上限値と下限値
信頼区間とは，平均値や比率など（の推定値）が取りうる範囲であり，平均値の95%信頼区間では，「平均値±1.96×標準誤差」によって算出される．論文には平均値（95%信頼区間の上限値〜下限値）と示されている．たとえ検定で有意差があったとしても，その下限値（あるいは上限値）が小さければ，その効果は小さいと判断される

次に，論文の批判的吟味におけるバイアス（偏り）とは次のようなものです．

- 選択バイアス：研究対象者を選ぶ際に生じるバイアス．【例】先端医療の研究参加者を募ると，関心の高い者が集まる
- 情報バイアス：データを収集する際に生じるバイアス．【例】病気を発症してしまった対象者が，過去の不摂生を思い出そうとする
- 交絡バイアス：原因と結果の間に第3の変数が介在することによって生じるバイアス．【例】軽度肥満の者は普通体重の者より身体活動量が多い（医師から運動を勧められている可能性がある）

最後にもう1つ，リハビリテーション専門職が知っておきたい統計の知識をお話しします．それは

平均への回帰（regression to the mean）

です．初回に測定した数値が極めて小さい（あるいは大きい）場合，2回目に測定した数値は初回の数値の平均値と同程度になることが統計的に示されています[16]．平均への回帰は偶然によって生じるため，避けることはできません．ですから，リハビリテーションの前後の数値を比較しただけでは，仮に改善していたとしても，効果があったかどうかを正しく評価できていない可能性があるので

す．この問題を解決するために有用なことは，次の2点でしょう．

① 複数回測定しても同じような数値が出るか（再現性）を確認すること
② ほかの指標でも評価すること

リハビリテーション前の数値が極めて小さい（あるいは大きい）場合は，「平均への回帰」の影響を頭の隅に置いておきましょう．

極める4 ≫ クリニカルリーズニング（帰納的推論）とガイドライン（演繹的推論）を使いこなす

クリニカルリーズニング（clinical reasoning，邦訳では**臨床推論**）とは，リハ専門職が患者の訴えや症状から病態を推測し，患者に最も適したアプローチ方法を決定していく一連の思考過程を指し，今，臨床の現場でこの方法が多く取り入れられています．

クリニカルリーズニング（臨床推論）の要素
❶ 問診や身体機能評価などから集められた情報
❷ 臨床データ（統計）
❸ リハ専門職の知識・技能
❹ 対象者の意志・希望

これらをもとに，リハ専門職と対象者は，互いの思考をすり合わせていきます（図4）[17]．

さて，ここでクリニカルリーズニングを語るのに欠かせない，帰納的推論と演繹的推論の2つの考え方についておさらいしておきます．皆さん，覚えていますよね…？

- **帰納的推論（induction）**とは，実験や観察から得られた個別的な事例から一般的・普遍的な規則や法則を見出そうとする論理的推論の方法のこと
- **演繹的推論（deduction）**とは，数学の定理や数式の証明のように一般的・普遍的な前提から，個別的な結論を得ようとする論理的推論の方法のこと

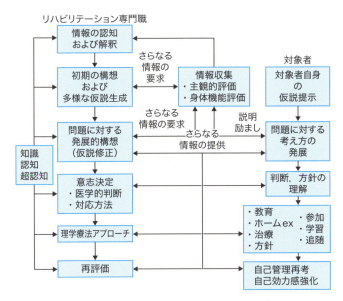

図4　クリニカルリーズニングにおけるリハ専門職と対象者の思考過程モデル［文献17）より］
リハビリテーション専門職だけでなく，対象者も問題点について考え，判断している

　私がクリニカルリーズニングを初めて学んだのは，徒手療法の領域でした．体系的に患者を評価し，問題点を抽出できるだけでなく，自分の思考過程を客観的に眺めながら評価も進められるところ（メタ認知）が，私の胸に突き刺さりました．

実際にクリニカルリーズニングを取り入れてみて，臨床の霧が晴れたような納得感を得ましたが，その一方で，違和感を覚えたこともありました．リハ専門職は，集められた情報をもとに判断しますから，

クリニカルリーズニングでは いわゆる「帰納的推論」が行われます

つまり，クリニカルリーズニングの弱点とは，ずばり以下の通りです．

クリニカルリーズニングの弱点

❶ 帰納的推論は，できるかぎり多くの情報が集められていないと，適切な結論を導くことができない
❷ 集められた情報が誤っていた場合にも，適切な結論とはなりえない（因果のパイモデル，図5）

　極端な例ですが，肩関節腱板損傷患者において，肩の痛みの強さ，肩関節挙上の他動的可動範囲，徒手筋力検査だけをみて，肩関節外旋位での挙上（上腕二頭筋の代償動作）を見落としてしまっては，情報の不足により適切な問題点を抽出

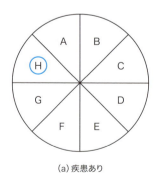 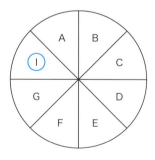

(a) 疾患あり　　　　　　　(b) 疾患なし
　　　　　　　　　　　　　HがIとなっているため，疾患が発生しない．

図5　疾患を引き起こす原因要素によるモデル（因果のパイモデル）
ある疾患を引き起こすどのような因果メカニズムも，複数の原因要素から構成される

することはできないでしょう．

　熟練したリハ専門職は，診断名，症状，評価方法などの情報に加えて，経験から得た知識をパターン化し，クリニカルパターン（引き出し）としてもっています．しかし，初学者はそのパターンが少ないため，クリニカルリーズニングの精度が劣り，時間もかかります．クリニカルリーズニングを上達させるためには，このクリニカルパターン（引き出し）を増やすことが重要となりますが，一朝一夕でなしうるものではありません．

　では，初学者はどうすればよいのでしょうか？　私は，以下のことに尽きると考えています．

> **普遍的あるいは一般的な事実を前提として
> そこから結論を導く「演繹的推論」が有用**

　「普遍的な事実」は言い過ぎかもしれませんが，診療ガイドライン[*3]がそれに近いのではないでしょうか．

　Minds（マインズ）ガイドラインライブラリ[17]や理学療法診療ガイドラインなど，参考にできる診療ガイドラインも増えてきています．また近年では，クリニカルプレディクションルール（clinical prediction rule, 臨床予測ルール）[*4]も注目されています．

[*3] 診療ガイドライン：診療上の重要度の高い医療行為について，患者と医療者の意思決定を支援するために最適と考えられる推奨を提示する文書．さまざまな疾患の検査，診断，治療などが推奨グレードおよびエビデンスレベルとともにまとめられている．
[*4] 臨床予測ルール：病歴や身体視察，簡単な検査などで決まる1組の患者特性に基づいて，アウトカム（予後あるいは診断）が起こる確率を予測するためのツール．

クリニカルパターンの役立て方

　たとえば，腰痛に対する腰椎安定化エクササイズは，以下の4項目のうち3項目以上が該当する対象者に有効とされています[18)19)]．

① 腹臥位腰椎不安定テスト（＋）
② 異常動作（painful arc sign，Gower's sign，腰椎骨盤リズムの逆転など）の出現
③ 下肢伸展挙上90度以上
④ 40歳未満

　このような情報をクリニカルパターンとしてもっておくことも，クリニカルリーズニングを上達させるための一案でしょう．

　クリニカルリーズニングは，リハ専門職および対象者のスムースな思考過程を助けるための手段であって，目的ではありません．クリニカルリーズニングの弱点を知り（ここもメタ認知です！），さまざまな情報を取り入れながら経験を積み，スキルを上達させましょう．

（美﨑 定也）

極めに究めると こんなことができる!

1. 疫学を知り，患者の予後を把握して，理学療法の展開に適用できる
2. リハビリテーションの効果に影響を与える併存症を知り，理学療法の効果検証に役立てられる
3. 「数字に惑わされない強み」をもち，統計の知識を臨床に生かせる
4. クリニカルリーズニングを補完してくれる診療ガイドラインや臨床予測ルールを使いこなせる

● 文献

1) 矢野栄二，橋本英樹，大脇和浩監訳. ロスマンの疫学. 2版. 篠原出版新社，2013年. p.11.
2) Muraki S, Oka H, Akune T, et al. Prevalence of radiographic osteoarthritis and its association with knee pain in the elderly of Japanese population-based cohorts : The ROAD study. Osteoarthritis Cartilage 2009 ; 17 : 1137-43.
3) Blagojevic M, Jinks C, Jeffery A, et al. Risk factors for onset of osteoarthritis of the knee in older adults : a systematic review and meta-analysis. Osteoarthritis Cartilage 2010 ; 18 : 24-33.
4) Richmond SA, Fukuchi RK, Ezzat A, et al. Are joint injury, sports activity, physical activity, obesity, or occupational activities predictors for osteoarthritis? A Systematic Review. J Orthop Sports Phys Ther 2013 ; 43 : 515-24.
5) Omori G. Epidemiology of knee osteoarthritis. Acta Med et Biologica 2005 ; 53 : 1-11.
6) Pelletier JP, Cooper C, Peterfy C, et al. What is the predictive value of MRI for the ocuurrence of knee replacement surgery in knee osteoarthritis? Ann Rheum Dis 2013 ; 72 : 1594-604.
7) Bellamy N, Buchannan WW, Goldsmith CH, et al. Validation study of WOMAC : a health status instrument for measuring clinically-important patient-relevant outcomes following total hip or knee arthroplasty in osteoarthritis. J Orthop Rheumatol 1988 ; 1 : 95-108.
8) Hashimoto H, Hanyu T, Sledge CB, et al. Validation of a Japanese patient-delivered outcome scale for assessing total knee arthroplasty : comparison with Western Ontario and McMaster Universities osteoarthritis index (WOMAC). J

Orthop Sci 2003 ; 8 : 288-93.
9) Charlson ME, Pompei P, Ales KL, et al. A new method of classifying prognostic comorbidity in longitudinal studies : development and validation. J Chronic Dis 1987 ; 40 : 373-83.
10) Juhakoski R, Malmivaara A, Lakka TA, et al. Determinants of pain and functioning in hip osteoarthritis : a two-years prospective study. Clin Rehabil 2013 ; 27 : 281-7.
11) Rodeghero JR, Cook CE, Cleland JA, et al. Risk stratification of patients with low back pain seen in physical therapy practice. Man Ther 2015 ; 20 : 855-60.
12) Miedema HS, Feleus A, Bierma-Zeinstra SM, et al. Disability trajectories in patients with complaints of arm, neck, and shoulder (CANS) in primary care : Prospective cohort study. Phys Ther 2016 ; 96 : 972-84.
13) 日本整形外科学会・日本リハビリテーション医学会. 関節可動域表示ならびに測定法. リハビリテーション医学 1995 ; 32 : 207-17.
14) 古川俊之, 丹後俊郎. 医学への統計学. 朝倉書店, 2016年. p.79.
15) Wasserstein RL, Lazar NA. The ASA's statement on p-values : Context, processs, and purpose. Am Stat 2016 ; 70 : 129-33.
16) 福井次矢訳. 臨床疫学 EBM実践のための必須知識. メディカル・サイエンス・インターナショナル, 2016年. p.50-1.
17) Jones MA, Rivett D. Clinical reasoning for manual therapists. Butterworth-Heinemann, Elsevier, Oxford. 2004.
18) 厚生労働省委託事業 公益財団法人日本医療機能評価機構. Mindsガイドラインライブラリ (https://minds.jcqhc.or.jp)
19) Stanton TR, Hancock MJ, Maher CG, et al. Critical appraisal of clinical prediction roles that aim to optimize treatment selection for musculoskeletal conditions. Phys Ther 2010 ; 90 : 843-5.
20) Hicks GE, Fritz JM, Delitto A, et al. Preliminary development of a clinical prediction rule for determining which patients with low back pain will respond to a stabilization exercise program. Arch Phys Med Rehabil 2005 ; 86 : 1753-62.

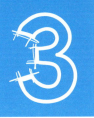

CHAPTER 3 変形性膝関節症は理論ではなく結果が重要

極める1　膝の痛みが先か，大腿四頭筋の弱化が先か，リハビリテーション専門職にとっては重大ではない

極める2　運動連鎖のリクツを理解して，とにかく結果を出せ！

極める3　診療ガイドライン推奨派からの提言

極める4　延々と続く保存療法の弊害

極める1 » 膝の痛みが先か，大腿四頭筋の弱化が先か，リハビリテーション専門職にとっては重大ではない

いきなりですが，以下は**変形性膝関節症（膝OA）**患者との会話です．

患者「歩く時に膝が痛いです」
リハ専門職「大腿四頭筋が弱くて支えられないから痛いんですよ．歩く時に膝が外側にスラスト（ずれるように偏位すること）していますからね」

この何気ない会話，実は，突っ込みどころ満載です．

大腿四頭筋が弱くなっていますね．歩く時に膝が外側にスラストしていますね

としていただきたい（大腿四頭筋やスラスト自体の問題はこの際，おいておきます）．

「XだからYだ」という表現は，原因（X）によって結果（Y）が生じる「因果」を示します．要因（A）と要因（B）の単なる「関連」ではありません（図1）．

たしかに，「大腿四頭筋が弱いから（原因），歩く時に膝が痛い（結果）」とも考えられますが，「**膝が痛いから（原因），大腿四頭筋に力を入れられない（結果）**」とも考えられるのではないでしょうか？

このような例では，**因果の逆転**が起こっている可能性があります．因果の逆転とは，その名の通り，原因と結果が逆転していることを表す疫学用語です．あらゆる事象において，因果関係を明らかにすることは容易ではありません．因果関係の要件をしいて挙げるとすると，**結果よりも原因が時間的に先行していること**といわれています[1]．

膝OA患者がリハ専門職の目の前にいる時には，痛みを生じてから相当な時間が経過して，すでに大腿四頭筋の弱化ができあがっていることが多分に想像できます．

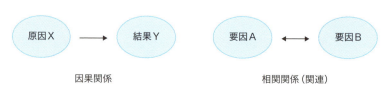

図1　因果関係と相関関係（関連）の違い
因果関係は一方向，相関関係（関連）は双方向である．因果関係が認められる場合，原因を取り除けば，結果は生じない

ですから，

横断的な一時点の症状をみて，因果関係を考察することは適切とはいえません

膝OAでは，痛みとともに関節水腫[*1]がしばしば生じます．この関節水腫は，大腿四頭筋の筋収縮が反射的に抑制される**関節原性筋抑制（arthrogenic muscle inhibition：AMI）**を引き起こすとされています（図2）[2]．筋収縮が反射的に抑制されるということは，膝関節の支持が不十分になるだけでなく，大腿四頭筋の筋力増強が非効率的になることも推察されます．

したがって，膝OA患者においては，**痛み（と関節水腫）を抑えながら**，同時

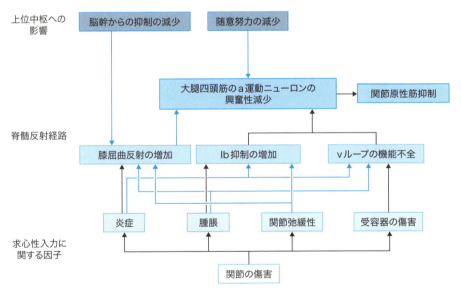

図2　関節原性筋抑制のシェーマ［文献2）より］
関節原性筋抑制が生じるメカニズム（実線は強い根拠を示す）

[*1] 関節水腫：俗にいう「膝に水が溜まる」こと．関節包の滑膜の炎症，靱帯や半月板，軟骨の損傷などによって，滑膜から関節液が過剰に分泌されることが原因である．

表1 関節原性筋抑制に対するアプローチ方法［文献2）より］

治療手段	方　法
関節穿刺	増加した関節液を穿刺により除去．急性期に有効
関節内ステロイド注射	ステロイド薬の関節内注射．OAの進行期に有効
非ステロイド性抗炎症薬	内服．強い炎症を生じている急性期に有効
局所麻酔	関節内への局所麻酔薬の注射
クライオセラピー	膝への20〜30分のアイスマッサージ
経皮的末梢神経電気刺激	高頻度（120〜150 Hz，パルス幅100〜150 msec）または低頻度（4 Hz，パルス幅1 sec）で20分の通電
関節液分布変化/関節包拡延	3〜4分間の最大可動域範囲での運動
神経筋電気刺激	大腿四頭筋萎縮の予防．高頻度，耐えうる最大の強度

に大腿四頭筋をトレーニングすることが求められます．これには，AMIに対する治療が参考になるでしょう（表1）[2]．

痛みを抑えればそのうち大腿四頭筋が強くなるわけでも，大腿四頭筋を強くすればそのうち痛みが抑えられるわけでもありません．どちらが先かを明らかにすることよりも，とにかく痛みを抑えて，機能を回復させることを優先させましょう．

> 患者は，痛いから病院に来ているのです（因果関係！）

極めに究める Point 1
- 患者の機能障害と痛みの関係が，因果関係なのか相関関係なのかを改めて考える
- 痛みに対するリハビリテーションを最優先とする

極める 2 » 運動連鎖のリクツを理解して,とにかく結果を出せ！

　膝OA患者が，関節の変形によって特徴的な下肢アライメントを示すことはよく知られています（図3）．本邦では，O脚（内反変形）が多く，全体の90％以上を占めるようです[3]．

　しかし，この内反変形した下肢アライメントは，「膝関節内側への過負荷」「関節動揺性」「筋力弱化」「もともとの不良アライメント」などの力学的要因が相互に影響し，進行した帰結（＝**運動連鎖**）と考えるのが自然です．そのような力学的思考のベースとして「運動連鎖」は，リハ専門職にマスト（must）な知識の1つでしょう．

　運動連鎖とは，「ある関節の運動が隣接関節に影響を及ぼすこと」といえます．たとえば，立位において，距骨下関節が回内すれば，脛骨は内旋（膝関節外旋），大腿骨は内旋（股関節内旋），骨盤は前傾するように運動が連鎖します（図4）[4]．逆に距骨下関節が回外すれば，脛骨は外旋（膝関節内旋），大腿骨は外旋（股関節外旋），骨盤は後傾します[4]．この一連の動きは，骨形態，関節構造，靭帯・関

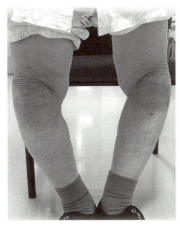 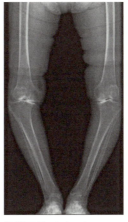

図3　膝OA患者の特徴的な下肢・体幹アライメント

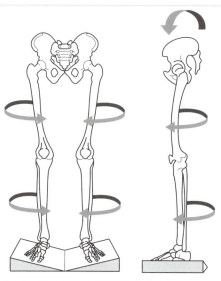

図4　下肢の運動連鎖［文献4）より］

節包，筋など筋骨格系によって規定されますが，姿勢制御の観点を加えると，中枢神経系もかかわってきます．

内反変形の膝OA患者は，歩行の立脚相（荷重応答期〜立脚中期）において，膝関節が外側に偏位（動揺）する**ラテラル・スラスト（lateral thrust）**を呈します（図5）.

このラテラル・スラストを運動連鎖で考えると，脛骨および大腿骨が（過大に）外旋した状態にあるので，距骨下関節は回外，股関節は外旋，骨盤は後傾していることになります．膝関節は（過大な）内旋とともに，前額面上では内反が生じています．関節モーメントで考えてみますと，立脚相の初期に**外部膝関節内転モーメント（external knee adduction moment：KAM）**が増大し，膝関節内側のメカニカルストレスが増大することがうかがえます（図6）[6]．

KAMは，歩行立脚相の床反力ベクトルの大きさと膝関節中心から床反力ベクトルまでの垂線の長さ（レバーアーム長）の積によって決まり，荷重応答期〜立

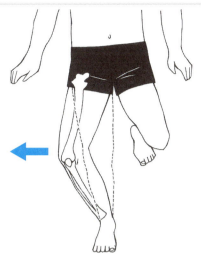

図5 ラテラル・スラスト
歩行の立脚相(荷重応答期から立脚中期)において膝関節が外側に偏位する現象．膝関節は内旋・内反を生じている．内反スラスト(varus thrust)とも呼ぶ

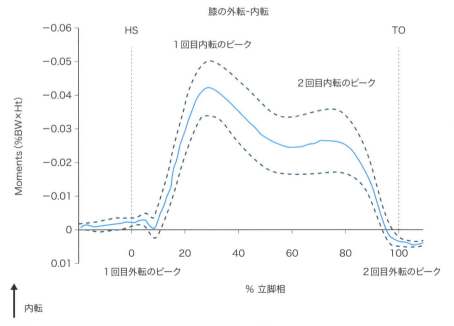

図6 歩行立脚相におけるKAMの変化［文献5）より］

脚中期(初期接地0%から30%時点)および立脚後期(80%時点)にピークがみられます．

ラテラル・スラストによって膝関節内側にメカニカルストレスが集中し，内反変形が進んでいく…，という因果関係までは明らかになっていませんが，その可能性があることは報告されています[6)7)]．ですから，膝OA患者に対する理学療法の方針として，ラテラル・スラストをコントロールすることが重要になるでしょう．

なので，運動連鎖のリクツで考えると，距骨下関節を回内，股関節を内旋，骨盤を前傾させたアライメントにするようなプログラムを立てたいところです．

ですが，ここでちょっと考えてみましょう．運動連鎖は一般化されたリクツ(理論)であって，実際に個々の患者にすんなりハマるとは限りません．そこで，

ラテラル・スラストの評価

- 膝関節の変形の程度と安定性(例：内外反ストレステスト)
- 筋の長さ(例：大腿筋膜張筋)
- 制御したい方向とその筋力(例：前額面では股関節外転筋)
- 歩行中の重心移動　など

の評価を加えることによって，ラテラル・スラストをより詳細にとらえる必要があるのです．

運動連鎖のリクツは，力学的要因を解釈するためのアウトラインととらえれば，本質からブレずにすむでしょう．このあたりは，2章で述べたクリニカルリーズニングに通じるところでもあります．

極める3 ≫ 診療ガイドライン推奨派からの提言

ズバリ，私は「診療ガイドライン推奨派」です

　診療ガイドラインは，その道のプロフェッショナルの方々によって，信頼性，不偏性，網羅性の高い方法で文献をレビューしたものですから，日々の臨床に忙殺されているリハ専門職にとって，意思決定を支援してくれる非常にありがたいツールだと思います．私も久しぶりに担当する疾患や専門外の領域では，診療ガイドラインを参考にします．

　さて，膝 OA は世界的によくみられる疾患ですから，さまざまな国・地域において，診療ガイドラインが作成されています．たとえば，国際変形性関節症会議（Osteoarthritis Research Society International：OARSI），米国整形外科学会（American Academy of Orthopaedic Surgeons：AAOS）による診療ガイドライン，本邦では OARSI 版に適合させた日本整形外科学会の変形性膝関節症診療ガイドライン[8]，また最も身近なところでは日本理学療法士協会の変形性膝関節症理学診療ガイドライン[9]などがあります．

　診療ガイドラインにおける膝 OA の治療の進め方（図7）[10]をみると，症状の重症度に応じた治療が推奨されています．

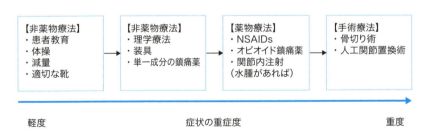

図7　変形性膝関節症の治療の進め方 [文献10) より]
症状の重症度に応じて治療が進められる．理学療法（患者教育含む）は，初期段階の非薬物療法に位置づけられている

ある日，膝が痛くなって，病院を受診したところ，軽度の膝 OA と診断されたとします．当然，「いきなり手術」ということにはなりません．まずは非薬物療法から始めて，効果がなければ薬物療法へと進み，それでも奏効しなければ手術が検討されます．患者教育や理学療法などのリハビリテーションは，初期の非薬物療法に位置づけられているため，水際で進行を食い止める役割があります．

　ここで，診療ガイドラインを参考にして（**太字部**），理学療法を進めた症例を紹介します．

診療ガイドラインを参考に理学療法を進めた膝 OA 患者

60 歳代女性，BMI 23.5 kg/m² （普通体重）．

　健康のために始めて以来，ウォーキングが趣味になった．以前は，長距離のウォーキング後に左膝の痛みを感じても，翌日には軽快していたが，最近，膝の痛みが持続するため来院した．

　左膝 OA（KL 分類 2 度，図 8）の診断で保存療法（理学療法，消炎鎮痛薬，関節内注射）が開始された．

　理学療法評価では，
- O 脚変形（3 横指）
- 軽度の膝内反動揺性
- Ober テスト（腸脛靱帯短縮テスト）陽性
- 大腿四頭筋萎縮，中殿筋弱化
- 立位：距骨下関節は回外位
- 歩行にトレンデレンブルグ徴候陽性，ラテラル・スラスト
- 3 km ほど歩いたあとに 5/10 の痛みを自覚

　理学療法プログラムは，歩行時のラテラル・スラストをコントロールすることを主目標として，下記の通りとした．

1. 大腿四頭筋（**神経筋電気刺激**を併用），中殿筋，体幹にアプローチ
2. KAMを減少させるため，**足部を toe-out（距骨下関節回内の誘導）**させ，**骨盤を水平位に保つ**ことを指導
3. ウォーキングの距離を短くするよう指導
4. 長距離を歩く際は**杖の使用**を推奨
5. 経過をみながら，段階的に筋力トレーニングの強度をアップ
6. **有酸素運動（固定自転車，水中ウォーキング）** などを取り入れる

3カ月が経過し，長距離のウォーキング後の痛みは減少し（2/10），翌日には軽快するようになった．歩行時のラテラル・スラストに著明な改善は認められないものの，骨盤を水平に保つことができ，足部を toe-out するよう意識できていた．

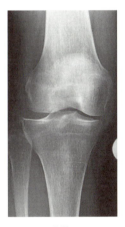
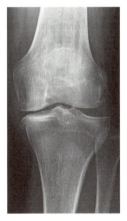

右膝　　　　　　　左膝

図8　患者の膝関節X線像
左膝関節の内側関節裂隙の狭小化，骨棘形成が認められる

　ご覧いただいたように，症例は典型的な膝OAの症状を示しています．変形が軽度であったため，保存療法が選択されました．関節の安定性は比較的良好ですが，これまでの痛みの経過から AMI が推察されるので，神経筋電気刺激を用いた大腿四頭筋の強化は必須と考えます．距骨下関節の回外，トレンデレンブル

グ徴候と合わせてラテラル・スラストが生じていたため，足部と骨盤からアプローチし KAM の減少を図りました．腸脛靭帯の短縮は，ラテラル・スラストの制動を担っていると考え，ストレッチはあえて行いませんでした．

ラテラル・スラストの改善には至りませんでしたが，症状の緩和が認められたため，結果オーライとします．それから，杖を使用し，ウォーキングの距離を減らしたことも膝関節内側のメカニカルストレスの減少につながったと考えます．また，理学療法と関節内注射が併用されていたため，相乗効果が働いたかもしれません．

「1つひとつの症例が診療ガイドラインに載っていないから参考にならない」という残念な話を聞くことがありますが，それには2つの勘違いがあるようです．

まず1つは，適用できる**患者の選定の勘違い**です．診療ガイドラインには，一定の基準を満たした（一般化しやすい）研究論文が収載されますから，まれな疾患（症状）や重篤な併存症を有する患者などは，適用できない可能性が高いです．そのような患者はガイドラインとともに症例報告を参考にするのが適切でしょう．

もう1つは，**診療ガイドラインの使い方の勘違い**です．診療ガイドラインはあくまで意思決定を支援するツールであって，模範解答集ではありません．目の前の患者の病態を把握して（クリニカルリーズニング），適用できそうな，試す価値がありそうな治療プログラムを選ぶ，そのようなスタンスがよいでしょう．

極める4 ≫ 延々と続く保存療法の弊害

> 私の膝は手術が必要ですか？
> 必要だとすれば，いつ手術すればよいですか？

患者からこんな風に聞かれたら，皆さんはどう答えますか？　難しい？　実は私にも「これだ！」という明確な答えはありません．

手術を待機している患者に決心した理由を聞くと，いろいろな状況を案じている様子がうかがえます．

「この先，もっと歩けなくなるのが心配だから」
「今ならまだ体力がある（体力がなくなってから手術を受けると術後の回復に時間がかかる）から」
「歳をとってからじゃ，手術を受けられないと思ったから」

変形性膝関節症診療ガイドライン（表2）によると，保存療法によって十分な疼痛緩和と機能改善が得られなければ，**人工膝関節全置換術 (total knee arthroplasty：TKA)** が考慮されます．

ある研究では，TKAが必要となった時点での膝OAの**KL (Kellgren-Laurence) 分類**は，

- 1が4.4%
- 2が15.8%
- 3が68.9%
- 4が11.0%

でした[11]．中等〜重度の変形に対して，TKAが多く適用されていることがわかります．変形が比較的軽度な場合には，人工膝関節単顆置換術や高位脛骨骨切り術などが適応となります．ですから，**変形の程度が手術適応を決める1つの要因**であることをリハ専門職は知っておく必要があります．

表2 変形性膝関節症診療ガイドラインの手術療法 [文献8)より一部抜粋]

手術療法	推奨度
非薬物療法と薬物療法の併用によって十分な疼痛緩和と機能改善が得られない膝OA患者の場合は，人工膝関節置換術を考慮する	94 (92〜98)
単顆膝関節置換術は，膝関節の内または外側どちらかに限定された膝OA患者に有効である	77 (69〜85)
身体活動性が高く，内側膝OAによる症状が著しい若年患者では，高位脛骨骨切り術の施行により関節置換術の適応を約10年遅らせることができる場合がある	83 (77〜88)

推奨度は100点満点（カッコ内95%信頼区間）

われわれのデータによると，膝の痛みや日常生活動作（ADL）の困難さが中等度以上になった時，TKA を受ける患者が多いようです．関節の状態以外に，趣味や活動性，同居者の有無，経済状況，手術に対する価値観なども，患者自身が手術を決心する要因に挙げられますが，もう 1 つ，年齢を考慮することが多いです．

　膝 OA は進行性の疾患ですから，加齢によって関節の変形が重症化し，全身の筋力や認知機能の衰えなどが重なって，ADL が困難となっていくことが推察できます．術後の回復は，術前の身体機能や歩行能力の影響を受けるため，いよいよ歩けなくなってから手術を受けても，満足する結果（回復）が得られないかもしれません．術後の歩行能力が低下している場合，10 年生存率が低下するともいわれています[12]．

　また，膝 OA を起因とする身体活動量の減少によって，もともとの生活習慣病（肥満症，高血圧症など）が悪化し，心疾患による死亡リスクが高まるともいわれています[13]．死亡に至らずとも**重篤化した併存症（心疾患，腎疾患など）のため，手術による合併症リスクが高い**と判断される（手術が見送られる）患者もいます．

　近年，TKA は，膝 OA 患者の心疾患による死亡リスクを 30～40％減少させることが報告されました[14) 15)]．手術が痛みや ADL の改善だけでなく，生命予後も延伸できる可能性があることは，興味深い知見です．医療費の観点でも，人工関節は保存療法を続けるよりも費用対効果が高いとされていますから[16) 17)]，今後も手術の需要は高まることでしょう．

　以前，膝 OA（KL 分類 2～4）患者に対する保存療法と手術療法（TKA）の効果を比較した研究結果が，英国の著名な雑誌で発表されました[18]．結論だけいうと，12 カ月後の痛みおよび身体機能スコアは，TKA を受けた患者が有意に向上していました（図 9）[18]．

　極める 4 冒頭の質問（いつ手術すればよいのですか？）への回答について，もう一度考えてみると，その時期は，

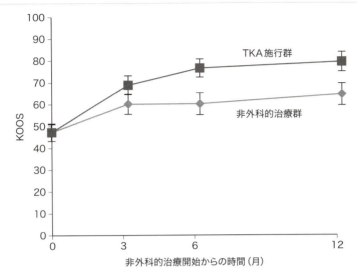

図9 膝OA患者に対する保存療法と手術療法（TKA）の12カ月後の痛みおよび身体機能の比較[文献18)より]

KOOS：痛みおよび身体機能スコア．スコアが高いほど状態良好と判断する．保存療法は運動療法（週2回12週間），患者教育，減量，足底板，消炎鎮痛薬であった．保存療法でもスコアは改善するものの，TKAの方がより大きい改善を示す

中程度以降の変形であって，歩行能力（身体活動量）が保たれている時期

といえるかもしれません．そうすると，必然的に保存療法（理学療法）のターゲットはKL分類1（〜2）になると考えます．

経験のあるリハ専門職はターゲットを明確にして，引き際も心得ています

リハ専門職は，担当した膝OA患者の保存療法（理学療法）の経過を知っていますし，手術時期について患者に有益な情報をリアルタイムに提供することができます．そして，手術が決まり不安になっている患者に寄り添うこともできるのです．

（美﨑 定也）

極めに究めると，こんなことができる！

1. 因果関係のループに迷わず，膝の痛みと機能を回復させることができる
2. 運動連鎖のリクツを軸にして，膝の力学的な問題に対処できる
3. 診療ガイドラインを使いこなすことができる
4. 保存療法のターゲットを知り，引く時も患者に寄り添うことができる

● 文献

1) 矢野栄二，橋本英樹，大脇和浩監訳．ロスマンの疫学．2版．篠原出版新社．2013．
2) Rice DA, McNair PJ. Quadriceps arthrogenic muscle inhibition: neural mechanisms and treatment perspectives. Semin Arthritis Rheum 2010; 40: 250-66.
3) Shiozaki H, Koga Y, Omori G, et al. Epidemiology of osteoarthritis of the knee in a rural Japanese population. Knee 1999; 6: 183-8.
4) Khamis S, Yizhar Z. Effect of feet hyperpronation on pelvic alignment in a standing position. Gait Posture 2007; 25: 127-34.
5) Foroughi N, Smith R, Vanwanseele B. The association of external knee adduction moment with biomechanical variables in osteoarthritis: a systematic review. Knee 2009; 16: 303-9.
6) Chang A, Hayes K, Dunlop D, et al. Thrust during ambulation and the progression of knee osteoarthritis. Arthritis Rheum 2004; 50: 3897-903.
7) Sharma L, Chang AH, Jackson RD, et al. Varus Thrust and Incident and Progressive Knee Osteoarthritis. Arthritis Rheumatol 2017; 69: 2136-43.
8) 日本整形外科学会変形性膝関節症診療ガイドライン策定委員会．変形性膝関節症の管理に関するOARSI勧告　OARSI勧告によるエビデンスに基づくエキスパートコンセンサスガイドライン．
9) 日本理学療法士協会ガイドライン特別委員会理学療法診療ガイドライン部会．変形性膝関節症理学療法診療ガイドライン．1版．2011．
10) Hunter DJ, Felson DT. Osteoarthritis. BMJ 2006; 332: 639-42.
11) Neuprez A, Neuprez AH, Kurth W, et al. Profile of osteoarthritic patients undergoing hip or knee arthroplasty, a steptoward a definition of the "need for surgery". Aging Clin Exp Res 2018; 30: 315-21.
12) Lizaur-Utrilla A, Gonzalez-Parreño S, Miralles-Muñoz FA, et al. Ten-year mor-

tality risk predictors after primary total knee arthroplasty for osteoarthritis. Knee Surg Sports Traumatol Arthrosc 2015；23：1848-55.
13) Veronese N, Cereda E, Maggi S, et al. Osteoarthritis and mortality：A prospective cohort study and systematic review with meta-analysis. Semin Arthritis Rheum 2016；46：160-7.
14) Ravi B, Croxford R, Austin PC, et al. The relation between total joint arthroplasty and risk for serious cardiovascular events in patients with moderate-severe osteoarthritis：propensity score matched landmark analysis. BMJ 2013；347：f6187.
15) Misra D, Lu N, Felson D, et al. Does knee replacement surgery for osteoarthritis improve survival? The jury is still out. Ann Rheum Dis 2017；76：140-6.
16) Ferket BS, Feldman Z, Zhou J, et al. Impact of total knee replacement practice：cost effectiveness analysis of data from the Osteoarthritis Initiative. BMJ 2017；356：j1131.
17) Kamaruzaman H, Kinghorn P, Oppong R. Cost-effectiveness of surgical interventions for the management of osteoarthritis：a systematic review of the literature. BMC Musculoskelet Disord 2017；18：183.
18) Skou ST, Roos EM, Laursen MB, et al. A Randomized, Controlled Trial of Total Knee Replacement. N Engl J Med 2015；373：1597-606.

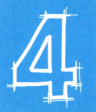

CHAPTER 4 肩関節疾患は保存療法で攻め，日常生活の痛みを取り除く

極める1　腱板断裂を保存療法で攻めるコツ
極める2　肩関節脱臼は積極的に「拘縮」を作る代表的な疾患
極める3　可動域制限は日常生活で困らなければよしとする
極める4　肩こりをほぐすだけなら
　　　　 リハビリテーション専門職の免許はいらない

極める1 ≫ 腱板断裂を保存療法で攻めるコツ

肩関節の代表的疾患の1つ，腱板断裂の治療についてお話しします．

腱板断裂（または**腱板損傷**）とは，回旋筋腱板（rotator cuff）である棘上筋，棘下筋，小円筋，肩甲下筋の腱が，完全にまたは部分的に断裂した状態をいい，加齢による腱板自体の変性，転倒・打撲による外傷，肩峰下・関節内インピンジメントなどによって生じます[1]．

なお，**肩峰下インピンジメント**とは，肩関節外転時，上腕骨大結節が肩峰または烏口肩峰靱帯と衝突する現象をいいます．その際に，腱板が挟み込まれて，滑液包面に断裂を生じます．**関節内インピンジメント**は，肩関節90度外転・90度外旋時に腱板が後上方関節唇と衝突する現象のことです．関節包面に断裂を生

じるのが特徴です．

　腱板断裂は50歳代から好発し，発症頻度は50歳代で10.7％，60歳代で15.2％，70歳代で26.5％，80歳代で36.6％と，加齢とともに増します[2]．重労働者やオーバーヘッドスポーツ（バレーボール，野球など）愛好者に多く，利き手側に発生しやすいとされています[2]．腱板断裂の主な症状は，肩の痛みと上肢の挙上困難です．痛みのために夜間に目が覚める（夜間痛）こともあります．部分的な断裂（腱板不全断裂）では，上肢は挙上できますが，外転60～120度付近での痛み（有痛弧：painful arc sign，図1[3]）や，外転90度付近での軋轢音（インピンジメント徴候の1つ）を訴えることがあります．完全断裂では，上肢を60度以上に挙上できず，肩をすくめるような動作（shrug sign）を呈するのが特徴です．

　しかしながら，不思議なことに症状のない**「無症候性」**の腱板断裂患者も存在

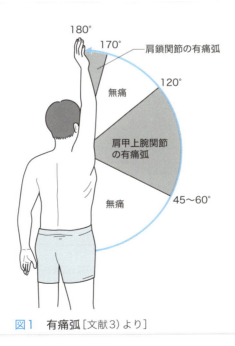

図1　有痛弧［文献3）より］

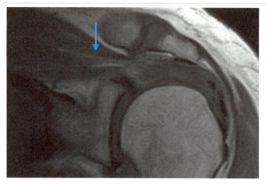

図2 肩関節のMRI像
棘上筋内に索状の脂肪(矢印)が認められる(Goutallier分類グレード1)

します(文献的には腱板完全断裂患者の約60％)[4]．これは，腱板断裂の病態が比較的軽度であり，断裂後の過程で(自然に)痛みが消失し，上肢挙上の代償機能が獲得されていることによると推察されます．

したがって，腱板断裂を保存療法で攻めるコツは，下記の通りです．

> ❶ 断裂の病態を詳細に把握して
> ❷ 痛みを生じないように
> ❸ 代償機能を獲得させること

腱板断裂の病態は，**断裂した筋の部位，大きさ，変性の程度をMRIで把握**します(図2)．

そして腱板断裂は，以下のように分類します．

腱板断裂の分類

- **断裂の部位**：
  ❶ 肩関節腔と肩峰下滑液包が交通した完全断裂
  ❷ 部分的な断裂(不全断裂)にとどまった関節包面断裂

❸腱内断裂，滑液包面断裂（図3）
● 断裂の大きさ：小断裂，中断裂，大断裂，広範囲断裂
（表1）[5]

　腱板断裂後，長期間が経過することによって生じる筋変性（脂肪性萎縮）の程度の判断には，表2のGoutallier分類がよく用いられます[6]．

　それから，症状の出現と，残存する腱板機能を徒手検査によって確認しましょう（図4）．可動域が制限され腱板機能テストの肢位自体を取れないケースもあるため，事前の可動域チェックも必要です．

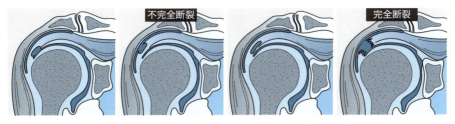

図3　腱板断裂部位の分類

表1　腱板断裂の大きさの基準［文献5）より］

小断裂	腱欠損の最大径が1cm未満
中断裂	腱欠損の最大径が1cm以上3cm未満
大断裂	腱欠損の最大径が3cm以上5cm未満
広範囲断裂	腱欠損の最大径が5cm以上

表2　腱板断裂の筋変性のGoutallier分類
　　　［文献6）より］

グレード	定義
0	脂肪沈着なし
1	わずかな索状の脂肪
2	脂肪より筋肉が多い
3	脂肪と筋肉が同程度
4	筋肉より脂肪が多い

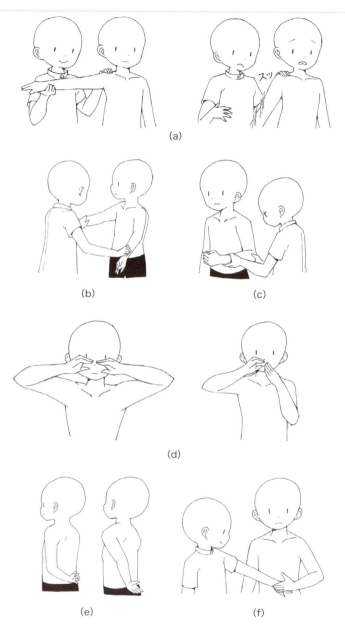

図4 腱板機能テスト［文献3）より］
(a)(b) 棘上筋：drop armテスト，empty canテスト．(c) 棘下筋：外旋テスト．(d) 小円筋：ホーンブローテスト．
(e)(f) 肩甲下筋：lift offテスト（肢位が取れない場合belly pressテスト）

> **腱板断裂の特徴を把握し，リハビリテーションに生かす**
> - 50 歳代から好発，加齢とともに発症頻度が増加
> - 利き手側に多い
> - 主な症状は，肩の痛みと上肢の挙上困難
> - 部分断裂（腱板不全断裂）では，上肢の挙上は可能
> - 外転 60～120 度付近での有痛弧や，外転 90 度付近での軋轢音
> - 完全断裂では，上肢を 60 度以上に挙上できず，肩をすくめる動作を呈する
> - 腱板機能テストでは可動性も確認

極めに究める **Point 1**

ここから先は，実際の腱板不全断裂患者を通して説明します．

腱板不全の症例

60 歳代女性．

半年前より，誘因なく左肩の痛みが出現し，徐々に痛みが増強した．受診時は 90 度以上の挙上が困難で，痛みのために夜も眠れなかった．自営業（新聞販売店）を手伝っており，そのかたわら孫（0 歳）を世話することが頻繁にあった．

MRI で，腱板不全断裂（中断裂），Goutallier 分類 1 と診断された（図 5）．

まず，患者は夜間痛を訴えていますから，クッションなどで肩関節を軽く屈曲＋外転させた楽な姿勢（ポジショニング）を指導しました（図 6）．

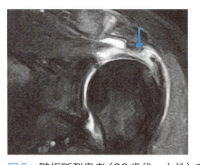 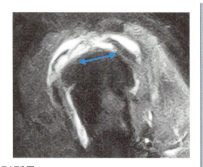

図5　腱板断裂患者（60歳代，女性）のMRI所見
棘上筋の腱板断裂（矢印）と肩峰下滑液包〜肩関節内の炎症が認められる（断裂の最大径は2.1 cmの中断裂）

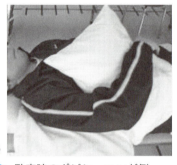 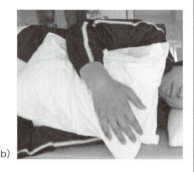

(a)　　　　　　　　　　　　　(b)

図6　臥床時のポジショニング例
(a) 背臥位，(b) 側臥位

　それから，痛みを抑えるための薬物療法が実施されているか，確認しました．通常，炎症は2〜3週で治まりますが，痛みが遷延する場合もあります．この患者は，理学療法と並行して鎮痛薬の処方と，肩甲上腕関節内・肩峰下滑液包内の注射が行われました．

　理学療法を開始して1カ月経過し，夜間痛は徐々に減少し，90度まで挙上可能（painful arc sign陽性）．empty canテスト陽性，外旋テスト陰性，lift offテスト陰性となりました．

　次に，痛みが治まった時期を見計らって，腱板機能を評価しました．残存する棘下筋，小円筋，肩甲下筋で損傷した棘上筋を代償させ，さらに肩甲骨，体幹，下肢まで動員して，肩関節機能を代償させるようアプローチしました．

患者は前屈姿勢で作業することが多かったらしく，習慣的な胸椎後弯姿勢を呈していました．胸椎後弯は肩甲骨を前傾させることでインピンジメント徴候につながる可能性があるため[7]，胸椎・胸郭のストレッチ，肩甲骨モビライゼーション，僧帽筋下部・菱形筋トレーニングなどを行いました．

　3カ月後，夜間痛は消失し，肩関節の自動挙上が130度まで可能となり，高所に手を伸ばす動作以外，日常生活動作（ADL）に不自由さを感じなくなりました．さらに理学療法を継続し，5カ月目には，自動挙上は150度を超え，empty canテストでも抵抗に対して支持できるまでになりました．

　痛みが落ち着き，腱板機能が改善してきたからといって，安心してはいけません．重い物をもち上げたり，高所の物干し台に干したりすることは控えさせましょう．棘上筋のテストに抵抗できる程度まで腱板機能が改善すれば，理学療法も卒業です．セルフケアの方法を患者とおさらいしてください．

　患者は，「手術をしたくない」ことがほとんどです（コラム5）．しかし，いたずらに保存療法を続けることは，適切な手術時期を逸することにもつながりかねません．保存療法で攻めていても，そのことは頭に入れておきましょう．

COLUMN 5

腱板断裂，手術するならいつ？

　腱板断裂の手術には，鏡視下腱板修復術，鏡視下肩峰下除圧術，人工関節置換術などがあり，それぞれ，腱板断裂の病態に加えて，年齢，職業，趣味活動などを考慮して決定されます．私が勤務する病院では，週1～2回，3カ月間，保存療法を実施して，効果がみられなければ手術を検討します．ただし，筋変性が強い（Goutallier分類のGrade 3または4）場合や，上肢を挙上できなくても痛みがなく日常生活で困っていない場合は手術を選択しないこともあります．

極める 2 ≫ 肩関節脱臼は積極的に「拘縮」を作る代表的な疾患

　皆さんは，**拘縮**という言葉を知っていますね．誰でも，活動しなくなると筋肉や組織の弾力性が低下し，関節が動きにくくなり，ひどい場合は関節がまったく動かなくなってしまいます．拘縮とは，このように「関節が動かなくなること」をいいます．ですので，**「拘縮を作る」**という言葉にいささか違和感を覚えるかもしれませんが，肩関節を脱臼した後の初期治療は，装具による3～6週間の安静固定[8]ですから，「故意に拘縮を作っている」といっても，間違いではないでしょう．

　肩関節脱臼で多いのは，肩関節の外転・外旋（および水平外転）を強制されて生じる前方脱臼です．好発年齢は10～30歳であり，コンタクトスポーツや事故などを起因とする外傷性の脱臼が最も多いとされています[8]．初回脱臼時の損傷部位（Bankart損傷とHill-Sachs損傷を合併）によっては，歯磨き，上着を脱ぐ，寝返りなど，ADLでも脱臼を繰り返す**反復性肩関節脱臼**に移行することもあります．

　通常，初回の肩関節脱臼は保存的に治療されることもありますが，ラグビーや柔道選手同士が接触し合って行うコンタクトスポーツに復帰する場合や，脱臼を頻回に繰り返す場合は，手術が選択されます（コラム6）．

　いずれの治療にしても，**脱臼後の初期治療は安静固定**です．従来は肩関節内旋

COLUMN 6
保存療法 vs 手術療法

　脱臼によって関節の安定化機構が破綻し，ADLでも脱臼するような反復性肩関節脱臼に移行してしまった場合，保存療法では脱臼を防ぐことはできません．

　保存療法と手術療法を比較した研究では，手術療法が再脱臼のリスクを4分の1にすることが報告されています[10]．

位での固定でしたが，近年は外旋位での固定も行われています．今のところ，両者に再脱臼予防の差は認められていません[8]．

固定期間中は，患部外トレーニングや，肩関節周囲筋の等尺性トレーニングを痛みに応じて行います．固定期間を過ぎたら，肩関節の可動域を少しずつ広げていきますが，他動的な外転・外旋運動は，患者が不安を感じ，防御的な筋収縮を生じることがあるため，肩関節の前方を押さえながら動かすとよいでしょう．前方不安定性テストやload & shiftテストにより肩関節の安定性を評価しながら，理学療法の効果をときどきチェックします．

受傷後8週を過ぎれば，肩関節の筋力強化を積極的に進めていきます．肩関節を安定させるためには，腱板機能だけでなく，肩甲骨，体幹を含めたトレーニングが必要です．この時期には，（患者が脱臼を恐がる）肩関節外転・外旋・水平外転位を取らないようなトレーニングを選択しましょう．

私の場合，静的から動的へ，open-kinetic chain (OKC) から closed-kinetic chain (CKC) へ，と段階的に進めるようにしています（図7）．

それから，脱臼後の筋力強化において，重要なポイントが2つあります．

脱臼後の筋力強化のポイント
❶ 神経・筋協調性を高める
❷ 肩関節外転・外旋・水平外転のストレスを予測する

❶ 神経・筋協調性を高める
肩関節を安定させる筋群が外力に反応する速度を高め，肩関節外転・外旋・水平外転のストレスに素速く反応できるようにすることです．筋の反応速度を超える速さのストレスが肩関節に生じた場合，関節包や靭帯などの受動組織による制御が間に合わず脱臼してしまうわけですから，素速い外力に対応できるようにする必要があるのです．

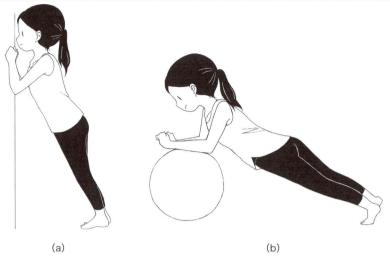

図7　肩関節脱臼後のCKCトレーニング例
(a) パピーポジション（壁に向かって），(b) セラピーボール上でのパピーポジション

❷ 肩関節外転・外旋・水平外転のストレスを予測する

　無意識の状態よりも，意識下のほうが，筋の反応速度は高まります[9]．ストレスを生じる前に，肩関節周囲筋を準備的に等尺性収縮をする練習を繰り返しましょう（図8）．

　受傷後12週以降は，筋力トレーニングでの負荷量や運動範囲をさらに増し，特異的な動作練習も合わせて行います．肩関節外転・外旋・水平外転を生じないような体の使い方（フォーム）を覚えさせましょう．しかし，動作の修正だけでは解決できず，コンタクトが少ないポジションへの変更などを余儀なくされる場合もあります．そのような場合は，本人の希望によって，手術治療が選択されるかもしれません．

　以上，保存療法による理学療法について述べましたが，手術後の理学療法でも同様の方針で進めます（詳細な術後プロトコルは，執刀医に確認しましょう！）．もう一度いいます．再脱臼を予防するために，「あえて拘縮を作る」ことも求められるのです．

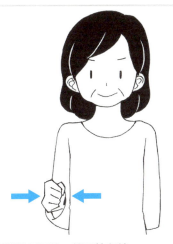

図8　肩関節周囲筋の等尺性収縮
ストレスを予測して，こぶしを握って肩周囲に力を入れている

> **極めに究める Point 2**
>
> 肩関節脱臼の特徴を把握してリハビリに生かす
> - 肩関節の外転・外旋（および水平外転）を強制されて生じる前方脱臼が多い
> - 好発年齢は10〜30歳
> - コンタクトスポーツや事故などを起因とする外傷性の脱臼が最も多い
> - 歯磨き，上着を脱ぐ，寝返りなど，ADLでも脱臼を繰り返す，反復性肩関節脱臼に移行することもある
> - 脱臼後の初期治療は安静固定
> - 神経・筋協調性を高めるトレーニングと，肩関節外転・外旋・水平外転のストレスへの準備的筋活動トレーニングで肩の安定性を高める

極める 3 » 可動域制限は日常生活で困らなければよしとする

　加齢にともなう疾患の代表格に「**五十肩**」があります．これは，痛みをともなう肩関節疾患の俗称であって，一般的な病名は，**肩関節周囲炎（scapulohumeral periarthritis）**[*1] といいます．放っておけば自然と治る，関節が固まるから痛くても動かしたほうがよい，などといった都市伝説は，ある意味正しいのですが，対象，病態，病期を把握したうえで適切に対処しないと，症状の悪化を招きかねません．なぜなら，**肩関節周囲炎は「肩関節拘縮（拘縮肩）」に進行してしまう可能性がある**からです．

　肩関節周囲炎は，40～70歳に好発し，糖尿病を有する者では発症率が増加します．特に誘因なく肩関節痛が出現したのち，下記のような経過をたどるとされていますが，難治性の拘縮肩に移行することもあります[11]．

> **肩関節周囲炎の一般的な経過**
> ❶ 激しい痛みが続く疼痛期（～3カ月）
> ❷ 痛みの残存とともに徐々に可動域制限が出現する
> 　 拘縮移行期（3～9カ月）
> ❸ 可動域制限が主症状となる拘縮期（9～14カ月）
> ❹ 症状が治まる寛解期（15～24カ月）

　表3に各病期の目標と主な治療を示します．保存療法が第一選択とされ，奏効しない場合には手術も考慮されます．各病期における関節痛と可動域の塩梅をつかんだ理学療法の例を説明しましょう．

[*1] 肩関節周囲炎：凍結肩（frozen shoulder），癒着性関節包炎（adhesive capsulitis）とも呼ばれる．関節包，肩峰下滑液包などの炎症が原因と考えられているが，腱板断裂，石灰沈着性腱板炎，上腕二頭筋長頭腱炎などを併発していることがあるため，病態の把握が難しくなっているものと思われる．ちなみに，70歳で初発の場合も「五十肩」である．

表3 肩関節周囲炎の各病期における治療 [文献11) より]

病期	目標	治療
疼痛期 (〜3カ月)	疼痛のコントロール 機能維持	非ステロイド系抗炎症薬 (NSAIDs) 関節内注射 (ヒアルロン酸, ステロイド) 理学療法
拘縮移行期 (3〜9カ月)	拘縮の予防	NSAIDs 関節内注射 (ヒアルロン酸, ステロイド) 関節包減圧術 理学療法
拘縮期 (9〜14カ月)	可動域の改善	NSAIDs 関節内注射 (ヒアルロン酸, ステロイド) 麻酔下徒手的授動術 鏡視下関節包切除術 理学療法
寛解期 (14〜24カ月)	(ADLに必要な) 関節機能の回復	鏡視下関節包切除術 理学療法

　疼痛期では，痛みをコントロール（軽減）することが主な目標です．この時期には，構造的な接触感のないエンド・フィール[*2]をともなう可動域制限を呈します．患者は他動運動に恐怖感や痛みを訴え，筋を（無意識に）防御的に活動させます．関節運動によって生じた痛みは，その運動を止めても数秒間は持続します．また，防御性筋収縮のため，僧帽筋，棘下筋，肩甲下筋，小胸筋などに圧痛を認めることがしばしばあります．ホールド＆リラックス，軟部組織モビライゼーションなどにより，リラクセーションを図りましょう．

　拘縮移行期では，痛みに耐えられる範囲で可動域の改善を目指します．関節運動によって生じた痛みが数秒間も残存するような場合，その運動は尚早であると判断します．関節のゆるむ肢位（軽度屈曲，外転位）での関節の牽引や制限内の振幅運動などの関節モビライゼーションを痛みをともなわない範囲で行います[12]．

[*2] エンドフィールとは，患者の関節を動かした時に，施術者が関節運動の採取域で感じる抵抗感のこと．施術者の主観的な評価になりがちなため，記録時や伝達時は明確に詳細に記載することが重要．
エンド・フィールの例[3]
- 正常：骨と骨の接触感（肘伸展），軟部組織接触感（膝屈曲），組織伸長感（足背屈）
- 異常：筋スパズム（防御性収縮，関節不安定性），関節包性（拘縮肩），骨と骨の接触感（骨棘形成），無抵抗性（炎症性），弾性制止（半月板断裂）

拘縮期になると痛みは落ち着いてきますから，積極的に可動域の改善に努めましょう．この時期には，関節包性の硬いエンド・フィールによる可動域制限を呈し，関節運動によって生じた痛みは，その運動を中止するとすぐに消失することが多いです．関節包性の制限は，肩関節外転・内旋・外旋[3]中に現れるため，関節モビライゼーションとともに，硬くなった筋のストレッチも実施します（図9）．

　そして寛解期には，筋力トレーニングも取り入れ，肩関節全体の機能を回復させます．肩関節拘縮を来した患者の10％は，正常可動域に達しないものの，ADL に不自由さを感じていないといわれています[11]．事実，ADL に要求される可動域（表4）[3]は正常可動域より小さく，また，環境調整により遂行できることが多いのです．可動域の左右差を気にするあまり，ADL の改善という主目標を見失うことのないよう，患者と実際の動作能力や環境についてよく話しておきましょう．

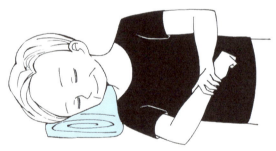

図9　拘縮肩に対するストレッチの例：スリーパー・ストレッチ

表4　ADLに必要な肩関節可動域［文献3）より］

ADL	可動域	ADL	可動域
食事	外転45〜60度 水平内転70〜100度	結髪	屈曲110〜125度 外旋90度 水平内転10〜15度
髪をとかす	外転105〜120度 外旋90度 水平内転30〜70度	棚に荷物を置く	屈曲70〜80度 外旋45度 水平内転70〜80度
おしりを拭く	外転30〜45度 内旋90度 水平外転75〜90度	対側の肩を洗う	屈曲60〜90度 水平内転60〜120度
結帯	外転55〜65度 内旋90度 水平外転50〜60度		

極める4　肩こりをほぐすだけなら リハビリテーション専門職の免許はいらない

　国民生活基礎調査（平成28年）によると，病気やケガなどの自覚症状のうち，「肩こり」が女性で最も多く（人口千人あたり118人），男性では腰痛に次いで2番目に多いそうです（人口千人あたり57人）[13]．テレビや雑誌でも肩こりに関する特集（「あなたも○○で肩こりにサヨナラ！」とか）をみかけますから，国民の関心が集まる話題であることは確かです．

　ところで，肩こりは症状であって，病気ではありません．ですが，**頚肩腕障害（症候群）**といえば，ピンとくるでしょうか．

　ここで簡単におさらいしておきますが，頚肩腕障害（症候群）は，作業関連性頚および上肢筋骨格系障害（work-related neck and upper limb musculoskeletal disorders）とも呼ばれます．広義には，頚椎症，肩関節周囲炎，上腕骨上顆炎，前腕・手関節部の屈筋・伸筋の腱鞘炎，手根管症候群などの特異的障害（疾患）とこれら以外の非特異的障害が含まれますが，狭義の頚肩腕障害は，非特異的障害を指します[14]．

頚肩腕障害の病態は下記のようにまとめられます[14]．

> **頚肩腕障害の病態**
>
> ❶ 後頭部，頚部，肩甲帯，上背部，上腕，前腕，手指などの筋のこり・だるさ，痛み，前腕・手指などのしびれ
> ❷ 同部位の圧痛，軽打痛，筋硬結，筋緊張亢進
> ❸ 症状・所見と作業実施・作業負荷の変化との間に時間的関連性がある
> ❹ 作業者の上肢での反復動作・力の発揮・偏った姿勢・拘束された姿勢などによる，発症もしくは症状の増悪（時間的・心理社会的・環境的要因も障害の発症や増悪に影響する）

これをみると，❶や❷は問診や身体的検査によって明らかにできますが，症状が出現する機序（誘因）がわからず，対症療法にとどまってしまいます．リハ専門職ならば，❸や❹まで踏み込んで評価しなければいけません．偏った姿勢を例に挙げると，頭部が前方にある姿勢では頚部筋に過剰な筋緊張が生じやすいため，この姿勢で作業を行うことが肩こりを誘発することは，容易に理解できるでしょう（図10）[15]．

すでに習慣になってしまったこのような姿勢を改善するためには，頚部筋・大胸筋・小胸筋のセルフストレッチ（図11），僧帽筋（下部）・体幹筋のトレーニング指導とともに作業中の姿勢を意識させることから始めます．

それから，長時間同じ姿勢で作業しないよう，頚部・肩甲帯を適度に動かし，リラクセーションを図るように指導しましょう（作業をいったん止めて，歩き回ることをオススメします）．

また，上肢の同一動作（作業）の反復にも注意が必要です．患者本人は，「仕事中も体を動かしている」と考えているようですが，**「作業」と「運動」は異なります**．反復作業中は特定の筋に負担がかかるため，肩こりが誘発される可能性があ

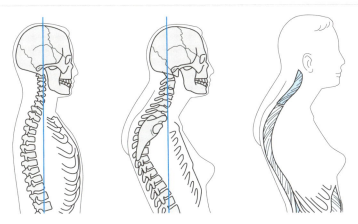

図10 頭部前方位の姿勢と頚部の筋緊張亢進［文献15）より］
頭部が前方に位置する姿勢（右）では，頚部（青く塗りつぶした箇所）が過剰に緊張している状態にある

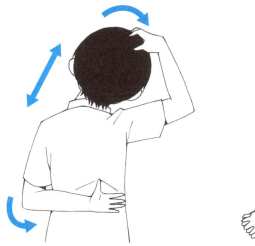
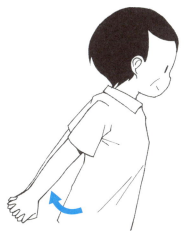

図11 頚部筋・大胸筋のストレッチ

ります．負担がかかっている筋を選択的にトレーニングしたり，他の筋で補ったり，患者の状態に応じた解決策を講じましょう．

肩こりを探してほぐすだけにとどまらず，その「誘因」と「解決策」をみつけることがリハ専門職（免許）の価値ではないでしょうか．

（美﨑 定也）

極めに究めると こんなことができる！

1. 腱板断裂の病態を把握して，痛みを起こさないように代償させることができる
2. 関節を安定化させるとともに脱臼肢位（外転・外旋・水平外転）を取らせないことができる
3. 病期に応じた理学療法によって，ADLに必要な可動域を獲得させることができる
4. 対症療法だけにならないように，肩こりの誘因と解決策をみつけられる

● 文献

1) Cofield RH, Parvizi J, Hoffmeyer PJ, et al. Surgical repair of chronic rotator cuff tear. A prospective long-term study. J Bone Joint Surg Am 2001；83-A：71-7.
2) Yamamoto A, Takagishi K, Osawa T, et al. Prevalence and risk factors of a rotator cuff tear in the general population. J shoulder Elbow Surg 2010；19：116-20.
3) Magee DJ. Orthopedic physical assessment（5 Shoulder）．3rd ed. Saunders, 1997.
4) 皆川洋至，井樋栄二，阿部秀一．けん板断裂肩の疫学．日整会誌　2006；80：S217.
5) DeOrio JK, Cofield RH. Results of a second attempt at surgical repair of a failed initial rotator-cuff repair. J Bone Joint Surg 1984；66：563-7.
6) Goutallier, D, Postel JM, Bernageau J, et al. Fatty muscle degeneration in cuff ruptures. Pre- and postoperative evaluation by CT scan. Clin Orthop Relat Res 1994；304：78-83.
7) K. Otoshi, Takegami M, Sekiguchi M, et al. Association between kyphosis and subacromial impingent syndrome：LOHAS study. J Shoulder Elbow Surg 2014；23：e300-7.
8) Whelan DB, Kletke SN, Schemitsch G, et al. Immobilization in External Rotation

Versus Internal Rotation After Primary Anterior Shoulder Dislocation: A Meta-analysis of Randomized Controlled Trials. Am J Sports Med 2016; 44: 521-32.
9) Day A, Taylor NF, Green RA. The stabilizing role of the rotator cuff at the shoulder: responses to external perturbations. Clin Biomech (Bristol, Avon) 2012; 27: 551-6.
10) Handoll HH, Almaiyah MA, Rangan A. Surgical versus non-surgical treatment for acute anterior shoulder dislocation. Cochrane Database Syst Rev 2004; (1): CD004325.
11) Georgiannos D, Markopoulos G, Devetzi E, et al. Adhesive Capsulitis of the Shoulder. Is there Consensus Regarding the Treatment? A Comprehensive Review. Open Orthop J 2017; 11: 65-76.
12) 日本理学療法士協会ガイドライン特別委員会理学療法診療ガイドライン部会. 肩関節周囲炎理学療法診療ガイドライン. 第1版. 2011.
13) 厚生労働省. 平成28年国民生活基礎調査の概況. 2017.
14) 日本産業衛生学会頸肩腕障害研究会. 頸肩腕障害の定義・診断基準・病像等に関する提案について. 日本産業衛生学雑誌 2007; 49: A13-32.
15) Kendall FP, McCreary EK. Muscles testing and function. 4th ed. Williams & Wilkins; 1993.

CHAPTER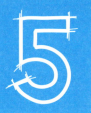

非特異的腰痛は分類をはっきりさせる

極める1　腰痛の原因ははっきりしなくても，腰痛の分類ははっきりできる

極める2　リハビリテーション専門職はレッド・フラッグの伝道師になれ

極める3　「私，腹筋ないんです」といわれたら，まず姿勢から直せ

極める4　情報を与えるだけの患者教育はナンセンス

極める1 » 腰痛の原因ははっきりしなくても，腰痛の分類ははっきりできる

　本邦における「腰痛」の有訴者数は，男性では人口千人あたり92人（自覚症状別で第1位），女性では116人（第2位）といわれています[1]．
　年齢別でみると，加齢にともなって有訴者数が増加していくことがわかります（図1）[1]．

　また，腰痛は作業関連性筋骨格系障害の1つであり，あろうことか，リハビリテーション専門職にも多いのです（コラム7）．

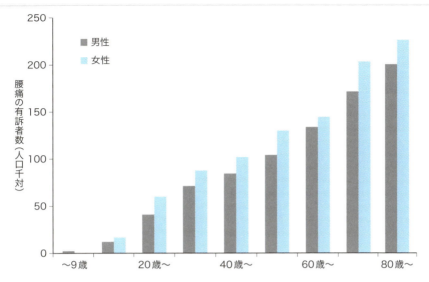

図1　年齢別にみた腰痛有訴者数の比較［文献1）より］
年齢が増加するに従って有訴者数も増加する

この「腰痛」は，診断上，下記の2つに分類されます（表1）[2)3)]．

> ❶ 原因が明らかな特異的腰痛（症）
> ❷ 原因がはっきりしない非特異的腰痛（症）

ここでは，このはっきりしない非特異的腰痛をはっきりさせるためのポイントについて，説明します．原因がはっきりしない腰痛というのは，

症状（腰背部の痛みや張り）が存在しているにもかかわらず，画像や検査所見では，その症状の原因が特定できない状態

をいいます．ですが，患者の症状を注意深く問診すると，ある姿勢や動作によって症状が出現したり，何かが重なることによって症状が悪化したり，取り除くことによって緩和したり，と症状のパターンが絞られてくることが多いです．

表1 特異的腰痛と非特異的腰痛の分類［文献2）日本整形外科学会，日本腰痛学会監：腰痛診療ガイドライン2012，p.12-13，2012，南江堂より許諾を得て転載］

特異的腰痛	非特異的腰痛
腫瘍性： 　脊椎腫瘍（原発性または転移性腫瘍）	左記以外（いわゆる腰痛症）
感染性： 　化膿性脊椎炎，脊椎カリエスなど	
外傷性： 　腰椎圧迫骨折など	
神経性： 　腰椎椎間板ヘルニア，腰部脊柱管狭窄症，脊椎すべり症，馬尾症候群など	

　みなさん，**OPQRST**を覚えていますか？　忘れていたら1章を参照してください．まずはOPQRSTを使って，日常生活動作（ADL）や作業動作における症状のパターンをはっきりさせましょう．

　次に，症状が悪化する，または緩和する姿勢・動作に注目します．この症状のパターンにはメカニカルストレスが関係していて，次の2タイプに分けられます（図2）．

> ● 体の前屈によって症状が出現する「前屈タイプ」
> ● 体の後屈によって症状が出現する「後屈タイプ」

　患者に体幹を前屈・後屈させて，症状の出現（部位，強さなど）を確認するとともに，腰椎・骨盤リズム，他関節（特に胸椎と股関節）の動き，左右の対称性，全体的な動作のバランスや円滑さを観察しましょう．この時，ADLや作業動作における症状のパターンと一致するか，確認しておいてください．

　それから，**腰椎・骨盤リズム**と他関節の動きをはっきりさせます．腰椎・骨盤リズムとは，**体の前屈，後屈にともなう腰椎と骨盤の動きの連動パターン**のことです．

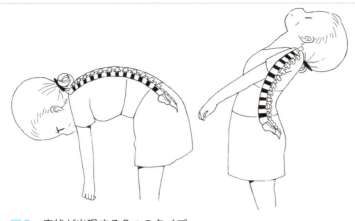

図2 症状が出現する2つのタイプ
症状の出現は，前屈タイプと後屈タイプに分けられる

自然立位から前屈位まで動く際，

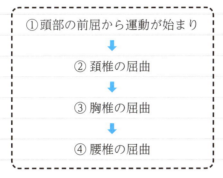

① 頭部の前屈から運動が始まり
↓
② 頚椎の屈曲
↓
③ 胸椎の屈曲
↓
④ 腰椎の屈曲

と運動が伝わり，骨盤の後方移動および前傾へと進んでいくのが理想的なパターンです．
　正常な腰椎・骨盤リズムでは，

- 腰椎で40度の屈曲
- 骨盤で70度の前傾

が起こります．反対に，前屈位から自然立位に戻る際も，

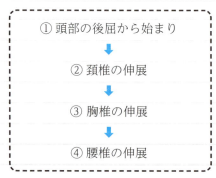

① 頭部の後屈から始まり
↓
② 頚椎の伸展
↓
③ 胸椎の伸展
↓
④ 腰椎の伸展

と伝わり，骨盤の後傾および前方移動へと進みます（図3）[4]．自然立位から体を後屈する際も同様に遠位から近位（頭部から骨盤）へと運動が起こります．

この腰椎・骨盤リズムが崩れている場合，次の2点を考えましょう．

腰椎・骨盤リズムが崩れている時に注意すること
- 他関節の動きとの関連
- 症状の回避

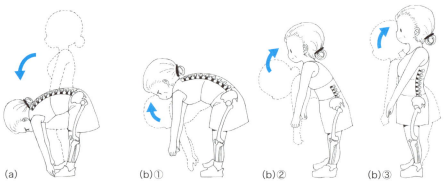

図3 腰椎・骨盤リズム
(a) 立位から前屈位．(b) ①〜③前屈位から立位．運動は遠位から起こり，近位へと伝わる

1つ目は**他関節の動きとの関連**です．他関節の動きが不十分であると，腰部に過剰な負荷がかかる可能性があります．たとえば，前屈タイプにおいて，ハムストリングスがタイトな場合，骨盤の前傾が起こらず，胸椎や腰椎が過大に屈曲します（図4）．後屈では，腸腰筋がタイトな場合，骨盤の後傾が起こらず，腰椎に過剰な伸展が強要されることになります．このあたり，特に隣接する関節と相互に影響しやすいのですが，全体的な動作のバランスや円滑さを観察することもポイントです．

　もう1つは，**症状の回避**です．症状を回避するために腰椎や骨盤を動かさなかったり，動作が左右非対称性になったりすることが多いのです．しかし，このような場合に無理に正常パターンに近づけようとすると，症状をかえって悪化させるおそれがあるので要注意です．

　ここまでの流れをまとめます．

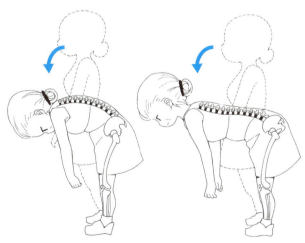

図4　前屈動作の異常パターン
左：骨盤の前傾が生じていないため，胸腰椎が過剰に屈曲する
右：腰椎の屈曲が生じていないため，股関節が過剰に屈曲する

> **腰痛のリハビリではっきりさせるポイント**
>
> ❶ OPQRST で症状のパターンをはっきりさせる
> ❷ 症状のパターンのうち，前屈タイプか，後屈タイプか，はっきりさせる（ADL や作業動作等における症状のパターンとの一致性も含めて）
> ❸ 適切な腰椎・骨盤リズムか，はっきりさせる
> ❹ 腰椎骨盤リズムと他関節の関連をはっきりさせる
> ❺ 症状を回避するための動作ではないか，はっきりさせる

どうですか？ 症状がはっきりするとともに，どこにアプローチすればよいかもはっきりしてきましたか？

たとえば，腰痛患者がナースとしましょう（腰痛は医療職に意外と多いです）．症状の出現が前屈タイプであって，患者の車椅子からベッドへの移乗を介助する際に同じような腰痛症状が再現されるとします．骨盤が十分に前傾していない姿勢のまま，腕力に頼って介助しているならば，**骨盤を前傾させ，腰椎をフラットに保持するキープ・フラット（keep flat）**を指導しましょう．ハムストリングスのタイトネスが認められる場合は，骨盤の前傾を保つために，骨盤を壁に接した長座位でのストレッチが有用です．

これらは対症療法ですが，非特異的腰痛は，症状を生じない時間（期間）を作る，すなわち「症状を自分で管理できるという体験」を患者にしてもらうことが重要です．当然のことながら，**患者にとって重要なことは，問題点がはっきりすることではなく，症状が改善すること**です．そのためには，患者に行動変容を促す必要があります．この点もはっきりさせておきましょう．

COLUMN 7

リハビリテーション専門職にも多い!?　非特異的腰痛

リハ専門職自身の作業関連筋骨格系障害（work-related musculoskeletal disorder：WMSD）に関するレビュー[5]によると，腰痛が最も多く（過去1年間の罹患割合22〜73%），頸部，肩甲帯・肩がそれに続きます．

腰痛のリスク因子は，女性，経験の浅さ，リハビリテーション自体（重症患者のトランスファー，リフティング，ハンドリング，患者数の過多，狭い治療環境など）が挙げられています．

腰痛によって，治療スタイル，職域・職場の変更を余儀なくされることもあるようですから，自分の身は自分で守るのはもちろんのこと，職場環境にも目を向ける必要がありそうですね．

極める2 ≫ リハビリテーション専門職はレッド・フラッグの伝道師になれ

非特異的腰痛を理解するうえで，**レッド・フラッグ**を外すことはできません．レッド・フラッグ（危険信号）とは，**特異的腰痛を疑う特徴**のことです（表2）．

表2　特異的腰痛を疑うレッド・フラッグ［文献2）腰痛診療ガイドライン2012, p.27, 表1より］

- 初回の発症年齢が20歳以下または55歳以上
- 時間や活動性に関係のない腰痛
- 胸部痛
- がん，ステロイド治療，エイズ感染の既往
- 栄養不良
- 体重減少
- 急速進行性の筋力低下
- 膀胱直腸障害
- 広範囲におよぶ神経症状（放散痛，しびれ，感覚障害）
- 構築性脊柱変形
- 発熱

第5章　非特異的腰痛は分類をはっきりさせる

腰痛のプライマリケア（初期診療）では，特異的腰痛を見逃さないための問診とスクリーニング検査によって，患者の腰痛が非特異的か否か診断されます（図5）．
　理学療法士（PT）や作業療法士（OT）は疾患を診断することはありませんが，リスクマネジメントにつながるので，ぜひ覚えておいてください．

　近ごろ，デイサービスや自費診療施設を起業するPTやOTを散見します．また，介護予防の現場において，PTやOTが地域住民に話をしたり，身体機能を評価したりする機会が増えてきました．
　医師の指示がない状況で対象者に接するわけですから，そのような立場にいるPTやOTは，レッド・フラッグの知識があって当然だと，私は思います．

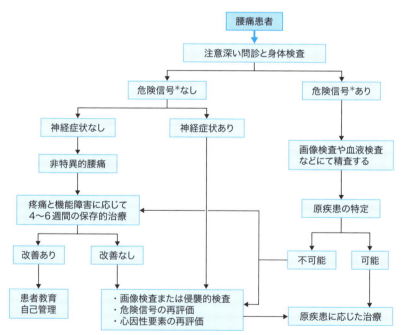

図5　腰痛の診断手順［文献2）日本整形外科学会，日本腰痛学会監：腰痛診療ガイドライン2012，p.26，図1，2012，南江堂より許諾を得て転載］
この診断プロセスを経て，腰痛が診断される

さて，レッド・フラッグがなければ，非特異的腰痛として対応することになりますが，ここでもう1つ，**イエロー・フラッグ**も覚えておいてください．イエロー・フラッグとは，**非特異的腰痛の保存的治療において，予後不良となる心理社会的要因**をいいます（表3）[6]．

イエロー・フラッグと非特異的腰痛の予後の関連について，Fear-avoidance model（恐怖回避モデル）を用いて説明しましょう（図6）[7]．このモデル

表3　非特異的腰痛におけるイエロー・フラッグ［文献6）より］

- 医原性要因（医療者の言動）
- 痛みや障害に対する患者の信念
- 恐怖感や誤った知識
- 症状への気づきのなさ
- うつ状態，無力感
- 病気行動
- 痛みの対処方法
- 労働状況（低い労働満足度，補償があるなど）

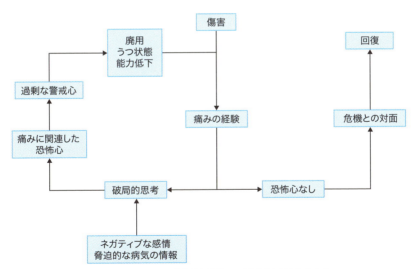

図6　Fear-avoidance model（恐怖回避モデル）［文献7）より］
痛みを経験した後の捉え方の違いが，明暗を分ける．痛みに対してネガティブに反応しすぎないことが回復への道である

第5章　非特異的腰痛は分類をはっきりさせる

は，傷害により痛みを経験した後の**痛みのとらえ方の違いによって，予後の明暗が分かれる**ことを示しています．

- 「もう終わりだ」と破局的にとらえると*1，痛みは負の連鎖へと進みます
- 「たぶん大丈夫でしょ」と楽観的にとらえると，痛みは回復の方向に進みます

イエロー・フラッグは，前者に進みやすい気質をもっていることを意味しています．

この負の連鎖を断ち切るためには，リラクセーションやセルフモニタリングなど，痛みを自分で管理することが有効とされています．**患者自身に現状を受け入れさせ，痛みをネガティブにとらえさせないこと**，「幽霊の正体みたり枯れ尾花」と思わせることが肝要です．また，セルフ・エフィカシー（自己効力感）を高めるように，適切なコミュニケーションを心がけなければなりません．医療者の言動がイエロー・フラッグになる可能性もあるのですから！

> **極める3** ≫ 「私，腹筋ないんです」といわれたら，まず姿勢から直せ

「私，腹筋ないんです」

非特異的腰痛の患者に対して，体幹筋トレーニングの大切さを説明すると，必ずといってよいほど，このような返しがきます．詳しく話を聞いてみると，患者は，膝を立てた背臥位から上体を起こす「シット・アップ」(腹筋運動)が体幹筋トレーニングだと思っており，それができないから「腹筋がない」と勘違いして

---

*1 破局的思考：痛みに関連した個人の認知や情動の傾向の1つであり，痛みへの過剰な注目（反芻），痛みに対する無力感，痛みの過大評価（拡大視）などで表現される．疼痛破局的思考尺度（pain catastrophizing scale）によって，破局的思考の程度を点数化することもできる[8)9)]．

いるようです．

　ですが，非特異的腰痛において必要な体幹筋トレーニングは，シット・アップではありません．必要なのは，**キープ・フラット**なんです．

　キープ・フラットとは，腰椎の自然な前弯をいいます（図 7-a）．過大な前弯，左右非対称性のアライメントは，腰椎や周囲組織に過度なメカニカルストレスを生じさせ，腰部の症状を引き起こす可能性があります（図 7-b）．ですから，椅子に座っている時，台所に立っている時，歩いている時，掃除機をかけている時など，あらゆる ADL や作業において，患者がキープ・フラットをとれるように指導しましょう．
　キープ・フラットを作るにあたっては，骨盤をコントロールすると比較的簡単です．

　まずは，自分が動いてみることです．さぁ，立位になりましょう！　両手を骨盤（腸骨稜）にあてて，示指か中指で上前腸骨棘に触れてください．そして，次

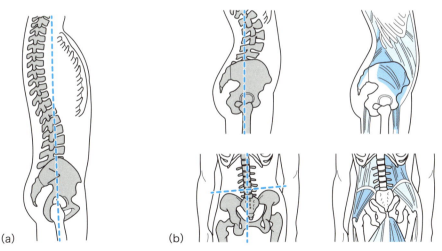

図7　キープ・フラットと腰椎のマルアライメント
(a) キープ・フラット．日常生活のあらゆる場面において，腰椎の自然な前弯を意識させる
(b) 腰椎のマルアライメント．腰椎前弯の増強や左右の非対称性によって，特的の組織にメカニカルストレスが生じる［文献10）より］

の❶〜❻の順にコントロールしていきます．

> **キープ・フラットを作るコツ**
>
> ❶ 骨盤の前後位置のコントロール
> 　足を骨盤幅に開いて，平行に置く．膝は軽度屈曲し（ロックしない程度），両足部の前後中心上に骨盤を位置させる．
> ❷ 骨盤の前後傾のコントロール
> 　骨盤の前後傾によって，間接的に腰椎の自然な前弯を作る．ズボンのフロントジッパーを上げ下げするようなイメージ．上後腸骨棘が上前腸骨棘より2〜3横指ほど高くなる位置が正常．
> ❸ 骨盤の左右位置のコントロール
> 　骨盤を側方に動かし，両足部の左右中心上に位置させる．
> ❹ 骨盤の水平面上の回旋のコントロール
> 　骨盤を水平面上で回旋させて，左右の指の位置を揃える．両足の位置を目印にすると揃えやすい．
> ❺ 骨盤（腸骨稜）の高さのコントロール
> 　左右交互に骨盤を引き上げる動作を繰り返すことによって，骨盤の高さを揃える．必要ならば鏡で確認する．
> ❻ キープ・フラットとブレイシング
> 　骨盤にあてた片方の掌を腹部，もう一方の手の甲を腰部に移動させる．腰椎の自然な前弯ができていることを確認して，深呼吸を5回ほど繰り返す．呼気の最終相では，さらに絞り出すように息を吐き（吹き），キープ・フラットのまま腹部を収縮させる．

　どうです，うまくできましたか？　患者に指導する場合，まずは目標の位置を教えます．次に動きを手で誘導（ハンドリング）してその位置まで動かします．それから，介助しながら患者にも動いてもらい，最後に自動運動，ブレイシングへと進めましょう．

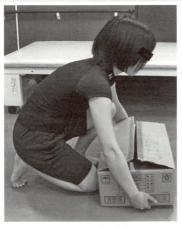

図8 リフティングの例
キープ・フラットでリフティングをすることによって，腰部のストレスを減らすことができる

　立位でキープ・フラットができれば，実際のADLでも再現できるように練習させます．キープ・フラットを崩さずにリフティングなどの動作（作業）するためには，股関節で動くことを意識する必要があります（図8）．腹筋が強くなくても，姿勢を直すこと（キープ・フラット）によって，腰部のストレスを減らせばよいのです．

極める4 ≫ 情報を与えるだけの患者教育はナンセンス

- 「腹筋が弱くて，腰椎の前弯が強くなっているので，痛みを生じるのです」
- 「1回10セット，1日30回を目標に腹筋運動をしましょう」
- 「立ちっぱなしで作業をすると腰に負担がかかるので，無理しないでください」

　非特異的腰痛において，よくある「患者教育」の一場面ですね．一般的な患者教育は，患者あるいは家族に対して，痛みが生じるメカニズム，ホームエクササイズ，ADL・作業の注意点などの情報を提供することが多いと思います．です

第5章　非特異的腰痛は分類をはっきりさせる (083)

が，これが本当に患者教育といえるでしょうか？

　患者教育の目的は，医療者が提供した情報を**患者自身が活用して，予防や治療のために適切に行動すること**です．ですから，実際に行動に移らなければ，患者教育とはいえません．患者が行動するリクツは，8章を参照していただくとして，ここでは，効果的な患者教育のポイントについて，非特異的腰痛を例に挙げて説明します．

　先ほど述べた患者教育の目的を3つの要素に分けて考えてみましょう．まず，情報の提供です．リハ専門職は患者の病態を理解しているわけですから，症状を改善するための情報を理路整然と説明できるのは当然です．しかし，患者のニーズに合っていなかったり，患者の理解力に見合っていなかったりすると，その情報は役に立ちません．患者の理解を高めるためには，表4[11]の6つのステップが参考になります．重要事項は紙に書いて渡すと忘れにくいですし，パンフレットの配布も腰痛の悪化防止に有効とされています[12]．

　次に，患者自身がその情報を活用することですが，患者にも意識すべき大切なことが2点あります．

> ❶ 知りたい情報，疑問や意見をリハ専門職に適切に伝えること
> ❷ 患者自身が自分にとって必要な情報を集め，
> 　 理解して判断すること

表4　患者教育において患者の理解を高める6つのステップ［文献11）より］

1. ゆっくりと時間をかけて話す
2. わかりやすい言葉（専門用語以外），イメージしやすい言葉を使う
3. 図やイラスト，模型を見せる（デモンストレーションする）
4. 1回の情報量を制限して（3つ程度），繰り返し伝える
5. 患者に説明してもらって（teach back），理解度を確認する
6. わからないところがないか，質問を促す

1点目ですが，患者のなかには，「わからない」ことを恥ずかしく思い，それを知られないように「わかった」と答えてしまう方がいます．わからないこと（患者の主な問題，何をするべきか，なぜそれが必要なのかなど）はないか，われわれの方から質問を促すことも必要でしょう．

　これら2点はヘルスリテラシー[*2]と呼ばれています．患者のヘルスリテラシーを向上させることも，患者教育の一環です．

　最後は，**患者自身が行動すること**です．われわれが情報を与えるだけでは，患者は行動に移すことができません．なぜなら，その情報をどのように使えばよいか，わからないからです．大切なことは，**患者とともに「解決策」をみつけること**です．患者は，「解決できそうだ」と思えて初めて，行動するのです．

　ちなみに，実際に試してみて，「これはよさそうだ」と少しでも効果を感じることができれば，患者は行動に移す意欲がさらに高まります．ここが，リハ専門職の腕の見せどころです．

　ここで，腰椎前弯が強く，立ち仕事が続くと腰部に痛みが出現する患者への教育の1例を紹介します．

腰椎前弯増強患者への教育

「立っている姿勢をみると，腰の反りが正常より強いようです．骨盤をこの位置までもってこられますか」（わかりやすい言葉で説明して，実際にやってみせる）
患者：「こうですか？　うまくできません」
「どこが難しいですか？」（質問を促す）
患者：「腰を動かそうとすると，膝がどうしても曲がってしまいます」

[*2] ヘルスリテラシー：良好な健康の増進または維持に必要な情報にアクセスし，理解し，利用していくための個人の意欲や能力を規定する，認知および社会生活上のスキル（WHO）．ヘルスリテラシーの低さは，高齢者の身体機能の早期低下と関連している[13]．

「膝が曲がってしまいますね．では，今度はズボンのチャックを上げるようにしてみてください．上げる時に骨盤も動かしましょう」(イメージしやすい言葉)

患者：「今度はできました」

「うまくできましたね．ふだんのお仕事では，いつ，このように修正できそうですか？」(teach back で理解度を確認する)

患者：「立ち仕事が続く時にやってみます．ところで，なぜこれが必要なのですか？」

「腰の反りが強いと腰の負担も大きくなりますから，反りを減らすことが必要なのですよ．腰の反りは腹筋とも関係しています」(情報量を制限して，わかりやすい言葉で説明する)

患者：「何かできることはありますか？」

「腹筋運動がオススメです．ふだんの生活でできる方法がよいですね．このパンフレットから運動を紹介します」(パンフレットを用いて継続率を高める工夫)

患者：「続けられるか心配ですが…」

「1日10回でもよいです．できそうなら30回ぐらいまで，少しずつ始めましょう．また来週，症状と運動できた回数を教えてくださいね」(セルフ・モニタリング)

　患者教育という言葉は広く知られていますが，今までは医療者からの一方的な情報提供だったように感じます．今や，患者が予防や治療に主体的に参加していく時代です．これからのリハ専門職には，患者教育を正しく理解して，実際に患者の行動を変容させる能力が求められます．もしかすると，生き残るためのスキルの1つかもしれませんね．

（美﨑 定也）

> **極めに究めると，こんなことができる！**
>
> 1. 腰痛の症状，パターン，腰椎・骨盤リズムをはっきりさせてアプローチできる
> 2. フラッグを覚えて，非特異的腰痛の症状をマネジメントできる
> 3. 腹筋がなくても，キープ・フラットで姿勢を直せる
> 4. 患者が行動したくなるような患者教育ができる

● 文献

1) 厚生労働省資料．平成28年国民生活基礎調査の概況．
2) 日本整形外科学会，日本腰痛学会監．腰痛診療ガイドライン2012．南江堂．2012．
3) Chou R, Qaseem A, Snow V, et al；Clinical Efficacy Assessment Subcommittee of the American College of Physicians；American College of Physicians；American Pain Society Low Back Pain Guidelines Panel. Diagnosis and treatment of low back pain：a joint clinical practice guideline from the American College of Physicians and the American Pain Society. Ann Intern Med 2007；147：478-91.
4) Neumann DA. 嶋田智明，有馬慶美監訳．平田総一郎，村上雅仁，米田稔彦ほか訳．筋骨格系のキネシオロジー．医歯薬出版．2012．
5) Milhem M, Kalichman L, Ezra D, et al. Work-related musculoskeletal disorders among physical therapists：A comprehensive narrative review. Int J Occup Med Environ Health 2016；29：735-47.
6) Main CJ, Williams AC. Musculoskeletal pain. BMJ 2002；325：534-7.
7) Vlaeyen JW, Linton SJ. Fear-avoidance and its consequences in chronic musculoskeletal pain：a state of the art. Pain 2000；85：317-32.
8) Sullivan MJL, Bishop SR, Pivik J. The pain catastrophizing scale：development and validation. Psychological Assessment 1995；7：524-32.
9) 松岡紘史，坂野雄二．痛みの認知面の評価：Pain Catastrophizing Scale 日本語版の作成と信頼性妥当性の検討．Jpn J Psychosom Med 2007；47：95-102.
10) FP Kendall, et al. Muscles：testing and function. 4 th ed. Williams & Wilkins. 1993.
11) Weiss BD. Health Literacy. A Manual for Clinicians. Part of an educational program about health literacy. AMA Foundation, AMA. 2003.
12) Coudeyre E, Tubach F, Rannou F, et al. Effect of a simple information booklet on pain persistence after an acute episode of low back pain：a non-randomized trial in a primary care setting. PLoS One 2007；2：e706.
13) Smith SG, O'Conor R, Curtis LM, et al. Low health literacy predicts decline in physical function among older adults：findings from the LitCog cohort study. J Epidemiol Community Health 2015；69：474-80.

CHAPTER 6 大腿骨近位部骨折は動作獲得の加速に目標をおく

極める1 付き添い屋さんはわれわれの仕事ではない
極める2 転倒リスクは,閉眼での片脚立位保持時間で予測する
極める3 動作獲得の加速が腕のみせどころ

極める1 ≫ 付き添い屋さんはわれわれの仕事ではない

　大腿骨近位部骨折は加齢によって骨がもろくなった中高齢者に発生しやすく,その約80%は転倒した際に**大腿骨の外側(大転子部)**に衝撃がかかって発生します[1].
80歳代の女性では1年間で10万人中約1,500人が受傷しています[2]. 疫学調査によれば受傷後1年後には10%が寝たきりとなり,10〜20%が死亡するといわれ,発生率は今後50年で現在の数倍にまで上昇するらしいのです[3)4)]. この驚くべきデータに対して,われわれリハビリテーション専門職は何ができるのでしょうか.

　まず,近位部骨折は,下記の2つに大別されます.

❶ 頸部の骨折
❷ 転子部の骨折

いずれも骨粗鬆症がベースにあり，骨が癒合しにくいことや，長期間安静を保つデメリットを考慮して，特別な理由がない限りは手術が選択されます．

転位が大きくない頚部骨折では，骨を接合する手術が適応になり，転位が大きい場合は人工骨頭置換術が行われ，最近では骨盤側にある臼蓋も人工物で置換してしまう人工股関節全置換術（total hip arthroplasty：THA）が施行される場合もあります．転子部骨折では，髄内釘による接合術が行われることが一般的です．

私が理学療法の学部生として臨床実習を受けていた20年前は，術後すぐに下肢に全体重をかけるのではなく，数週間かけて「体重の1/3 → 1/2 → 2/3 → 全荷重」と，段階的に荷重量を増やしていく方針をとる医療施設が少なくありませんでした．接合した骨同士や，骨とインプラントおよび固定器具（スクリューやプレート）との固定・安定性を確かめる必要があったからです．

しかし，手術テクニックや使用機器・器具などの進歩にともなって，各施設で術後の長期的な成績がよいということがわかってきました．このおかげで，いずれの術式でも，手術後の当日や翌日に全荷重が許可されるケースが増えて，**歩行が自立するまでの期間がどんどん短縮している**のです．また，動作の自立を支援する看護や介護の技術が進歩し，福祉機器・器具の開発も進んでいます．

つまり，現在では**適切な手術と看護や介護だけで，患者はある程度までは歩けるようになってしまう**のです．このため，大腿骨近位部骨折の術後患者に対して

歩行中にただ付き添って見守るだけではリハ専門職を名乗るに値しない

のです．皆さんには，**付き添って見守るだけの専門職**として，何年もモチベーションを保ち続ける自信はありますか？　少なくとも私にはありません．では，われわれは何をするべきで，何を期待されているのでしょうか．

冒頭で述べたように，**中高齢者の近位部骨折のほとんどは転倒によって発生し**

ます．若年者と比べて骨折しやすい主な理由は，加齢によって骨密度が減少し骨粗鬆症となり，外力に対する耐性が低くなったことが挙げられます．しかし，骨の弱さや，転倒自体は「真犯人」ではなく，転倒を引き起こし大腿骨に過度な外力を加えた**本当の黒幕（ラスボス）は身体や認知の機能に潜んでいる**のです．つまり，転倒自体は結果であり原因ではないのです．

「本当の原因を追究せず，ただ歩行練習の付き添いをしていても，それはリハ専門職としての仕事とはいえない」という理屈はわかってもらえたでしょうか．患者のなかには談笑しながらただ安全に歩くだけで十分と思う人もいるかもしれませんが，「より安全にスムースに動けるようになりたい！」「また転んでケガするのは絶対に嫌だ！」と切に願い，われわれを頼ってくれる患者も多いのも事実です（もし私が患者なら，きっとそう思うはず）．

はっきりといっておきます．われわれがやるべきことは，

> 患者を転倒させた「本当の黒幕」を
> 適切なスクリーニングや評価によって逮捕し，
> 科学的根拠と，患者個々の特徴を踏まえた
> 治療計画によって犯人たちが二度と悪さをしないように
> （また患者を転倒させないように）導くこと

なのです．

> **極める2** 転倒リスクは，閉眼での片脚立位保持時間で予測する

では，転倒の要因は何だと思いますか．ズバリ，

> 加齢や活動性低下による身体構造変化
> ＋
> その他の身体機能低下

これが密接に関係しあって転倒，骨折という結果に至ってしまうのです（表1）．

このメカニズムが整理できれば，あとは実際の患者に実施可能な**特異的なスクリーニングや評価を適切な方法で行うだけ**なのです．

たとえば，転倒の主な要因である立位バランスの問題をスクリーニング，評価する方法にはどのようなものがあると思いますか？　一番シンプルなスクリーニングは，**「あなたの立位バランスは悪いですか？」とただ質問するだけ**です．スウェーデンで行われた研究で，この質問に「はい」と答えた人たちの近位部骨折の発生リスクは，「いいえ」と答えた人たちの3倍高いことがわかりました[5]．
このほかにも，目を開けて片脚で立っていられる秒数を測るテストがあり，10秒未満の人は10秒以上の人よりも近位部骨折の発生リスクが2倍以上高いとした研究があります[6]．

閉眼での片脚立位保持時間は，FRAX（fracture risk assessment tool）と

表1　転倒，骨折につながる主な身体機能要因
- 立位バランスの不良
- 柔軟性の不足，非対称性
- 筋力の不足，非対称性
- 認知機能の低下
- 視力の低下

関連があります[7]．FRAXとは，WHOが主となり開発した骨粗鬆症に起因する主要骨折（大腿骨近位部骨折を含む）の10年間の発生リスクを予測するアルゴリズムのことをいいます．つまり，

> **目を閉じて片脚で立っていられる秒数は**
> **今後10年間の転倒や近位部骨折のリスクを予測できる指標**

なのです（図1）．

「そんな簡単なテストでいいんだー♪」と思ったのではないですか？　その通りです．複雑なテストでなければ，転倒や骨折のリスクは予測できないということはないのです．ただし，スクリーニングやテストの根拠といえる知識を知ったうえで実施するのと，ただ漫然とやっているのとでは雲泥の差があります．

患者やその家族になったつもりで考えてみてください．担当の先生が「何もい

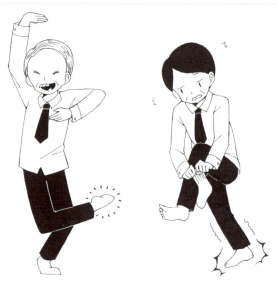

図1　片脚で立てない人の骨折リスクは立てる人の何倍も高い

わずになんとなくバランスのテストをしている」のと,「テストの意義や方法についてしっかり説明した後にテストをしてくれる」のはどちらがよいですか？大切なことは，**興味をもって研究論文を読み，重要な情報を整理し，目の前の患者に応用するか（しているか）どうか**なのです．

　片脚立位保持時間を含め，Berg Balance Scale（表2），Functional Reach Test, Timed and Up Go Test などの総合的なバランス・認知テストを活用し，転倒や骨折のリスクを評価します．これらの結果を細かく分析し，バランス能力を高めるための治療，エクササイズ指導，生活環境整備を進めていきます．バランスエクササイズでは，前述の3つのテストで用いられている課題が有用です．この際に軽視してはならないのが，これらのアプローチに**本当に転倒や骨折を減らす効果があるのかを問い直すこと**です．「理論的に」ではなく，「科学的に」「統計学的に」です．

　転倒や骨折に理論的に効果がありそうなアプローチは山ほどあります．しかし，しっかりとした研究によって転倒や骨折のリスクを減らす効果があるとされているものは，実はそう多くはありません．われわれは，目の前にいる患者に**実際に応用できるのかを判断しながら，本当に効果がありそうなものを優先的に行うこと**が求められているのです．

　近位部骨折術後患者を対象として香港で行われた研究では，全身的なストレッチング，ウェイトバンドを用いた筋力トレーニング，片脚立ち，タンデム（両脚を縦に揃えた）歩行を包括的に行うことが転倒や再骨折の予防に効果があるとされています[8]．これらの包括的なアプローチには，医療費を抑制する効果も認められています．

　ちなみに，高齢者を対象とした研究では，歩行能力をチェックして，早く歩ける能力を身につけて，それを習慣にするよう指導したり，靴底の材質をチェックして，滑りにくくなるよう工夫したり，滑りにくい靴を提案することなどが転倒や骨折のリスクを軽減するアプローチとして推奨されています（表3）．
　また，太極拳のような支持基底面と重心位置をゆっくり変えながら調節するエクササイズにも効果が認められています[9)～13)]．

表2 Berg Balance Scale

1 立ち上がり（椅子座位からの立ち上がり）
◇指示：「手を使わずに立ってください」
4．手を使用しないで1人での立ち上がり可能
3．手を用いれば1人で立ち上がり可能
2．数回試した後、手を用いて立ち上がり可能
1．立ち上がり、平衡を保つために最小限の介助が必要
0．立ち上がりに中等度ないし高度の介助が必要

2 立位保持
◇指示：「つかまらずに2分間立っていてください」
4．安全に2分間立位保持可能
3．監視下で2分間立位保持可能
2．30秒間閉脚立位保持可能
1．30秒間立位保持に数回の試行が必要
0．介助なしには30秒間立っていられない
※2分間安全に立位保持できれば、座位保持の項目は満点とし、「4 座り（立位から座位へ）」の項目にすすむ

3 座位保持（両足を床につけ、もたれずに座る）
◇指示：「腕を組んで2分間座ってください」
4．安全に2分間座ることが可能
3．監視下で2分間座ることが可能
2．両足もしくは前方へリーチが可能
1．座れるが背もたれに寄りかかる動作や前方へのリーチ動作の制御ができない
0．介助なしではしゃがみ動作ができない

4 座り（立位から座位へ）
◇指示：「どうぞお座り下さい」
4．手をほとんど使用せずに安全に座ることが可能
3．手を使用して座る動作を制御可能
2．両下腿背側を椅子に押しつけてしゃがみ動作を制御する
1．座位は自立しているがしゃがみ動作の制御ができない
0．座るために介助が必要

5 トランスファー
◇指示：「車椅子からベッドに移り、また車椅子へ戻ってきてください」
4．まず肘掛けを使用してください。次に肘掛けを使用しないでほとんど手を使用せずに安全にトランスファー可能
3．手を使用しないで安全にトランスファー可能
2．口頭での誘導もしくは監視があればトランスファー可能
1．トランスファーに介助者1名が必要
0．トランスファーもしくは安全面での監視が必要

6 立位保持（閉眼での立位保持）
◇指示：「目を閉じて10秒間立っていてください」
4．安全に10秒間閉眼立位保持可能
3．監視のもとで10秒間閉眼立位保持可能
2．3秒間立位保持は可能だが、くらつきがある
1．閉眼で3秒間立位保持できないが、くらつかないで立っていられる
0．転倒しないように介助が必要

7 立位保持（両足を一緒に揃えた立位保持）
◇指示：「足を揃え、何もつかまらずに立ってください」
4．1人で足を揃えることができ、1分間立位保持可能
3．1人で足を揃えることができ、監視下で1分間立位保持可能
2．1人で足を揃えることはできるが、30秒間立位保持不可能
1．開眼立位保持のために介助が必要であるが、足を揃えて15秒立位保持可能
0．開眼立位保持のために介助が必要で、15秒立位保持不可

※以下の項目は、立位保持中に実施する

8 両手前方（上肢を前方へ伸ばす範囲）
◇指示：「両手を90°上げてください。指を伸ばした状態ででき得る最大限の前方リーチを行ってください」
→被験者は上肢を上げて前方に伸ばしきった時点で指先に定規を当てる。最大に前方にリーチした位置の指先が触れたところを記録する
4．確実に25cm以上前方へリーチ可能
3．12.5cm以上安全に前方へリーチ可能
2．5cm以上安全に前方へリーチ可能
1．監視があれば前方へリーチ可能
0．バランスを保つために介助が必要

9 拾い上げ（床から物を拾う）
◇指示：「足の前方にある靴（あるいはスリッパ）を拾い上げてください」
4．安全かつ簡単に靴（あるいはスリッパ）を拾い上げ可能
3．監視があれば靴（あるいはスリッパ）を拾い上げ可能
2．拾い上げは不可能だが2.5〜5cmのところに足を出すとき、独立した平衡を保ったままで、拾い上げることは可能
1．拾い上げることができず、拾い上げるためには監視が必要
0．転倒しないように介助が必要、検査が不可能

10 振り返り（左右の肩越しに後ろを振り向く）
◇指示：「左肩越しに後ろを振り向いてください。それができたら今度は右肩越しに後ろを振り向いてください」
4．上半身には体重移動しながら、両方向からの振り向きができ、バランスは保たれる
3．片方の振り向きは可能だが、もう一方向では体重移動が少ない
2．振り向くだけで、バランスは保たれている
1．振り向く動作に監視が必要
0．転倒しないように介助が必要

11 360°方向転換（1回転）
◇指示：「円周上を完全に1周回ってください。いったん止まり、その後反対方向に1周回ることができる」
4．4秒以内に両方向の安全に1周回ることが可能
3．4秒以内に安全な方向へ8回足のせが可能
2．ゆっくりとだが1周回ることが可能
1．回転する動作に綿密な監視が必要か、言葉による手助けが必要
0．回転しないように介助が必要

12 踏み台昇降
◇指示：「足の台の上に交互に足をのせてください。すべての足の台にのせるまで続けてください」
4．支持なしで安全に20秒以内に8回足のせが可能
3．支持なしで20秒以上かけて8回足のせが可能であるが、完全に8回足のせが可能
2．監視で介助なしで、完全に4回足のせ可能
1．最小限の介助で、完全に2回以上の足のせが可能
0．転倒しないように介助か、または試行不可能

13 タンデム（立位）（片足を前に出した立位保持）
◇指示（課題を実施できる方の足をもちいて）：「片方の足をもう一方の足のすぐ前にまっすぐ置いてください。もしまっすぐ置けないならば、前に出している足のつま先が後ろに残っている足のつま先から十分に離れたところに置いてみてください」
4．独自で足を継ぎ足で置くことができ、30秒保持可能
3．独自で足を別の足の前方に置くことができ、30秒保持可能
2．独自で小さな足幅をとるために介助を要するが、15秒以上その足幅でバランスを保つ可能
1．足を出すとき、介助が必要であるが、15秒間保つとき、バランスを崩してしまう
0．ステップを踏んでいるときにバランスを崩してしまう

14 片足立位
◇指示：「どこにもつかまらず、できるだけ長く片足で立ち上げてください」
4．独自に片足を上げ、10秒以上保持可能
3．独自に片足を上げ、5〜10秒以上保持可能
2．独自に片足を上げ、3秒もしくはそれ以上保持可能
1．片足を上げることはできるが、片足立位時に3秒保持が必要
0．試行不可能、もしくは転倒予防のため介助が必要

表3 転倒，骨折リスクの軽減効果が認められているアプローチ
- 早い速度でのウォーキング習慣
- 太極拳
- 滑りにくい靴
- 自宅の環境整備
- ヒッププロテクター（自宅ではなくナーシングホームなどで）

極めに究める Point 2
転倒リスクを把握し，根拠と適用性を考えてアプローチする

COLUMN 8
適用性判断，できてますか？

　論文を読んで患者に応用しようとするのは大変結構なことです．ですが，その論文の対象者の情報は詳しく確認しましたか？　私も新人の頃は論文を読んで，近位部骨折や人工骨頭置換術後などのキーワードを都合よく拾って「これはよさそうだ．やってみよう」と強引に，短絡的に考えていました．しかし，それでは，**結果の適用性判断としては甘いのです**．適用性判断を怠ると論文と同じような効果が出にくいか，もしくは出たとしても偶然かもしれません．

　論文にある治療の方法や結果を実際の患者に応用しようとする前に，研究の対象者の年齢，性別，人種，骨折タイプ，術式，術後経過日数などをチェックし，自分が担当している患者と同様といえるのかを慎重に判断するクセをつけましょう．

> **極める 3** ≫ 動作獲得の加速が腕のみせどころ

これまで述べてきたように，

- 近位部骨折の術後は，手術が進歩したおかげで長期の安静や下肢の免荷が必ずしも必要でなくなってきた
- 適切な看護や介護により，起き上がり，立ち座り，歩行といった基本動作の能力は時間経過とともに回復し，受傷前の状態になんとなく近づく

では，リハビリテーション専門職としては何に腕を振るうのでしょうか．それは，

術後合併症を管理しながら
動作を獲得するまでの時間をなるべく短縮すること

です．

　学生が患者を担当すると「痛がってスムースに動けないみたいです」「痛みをかばって姿勢が悪くなります」と相談してきます．コミュニケーションがまだ上手でない学生は「痛がって動作の指示を拒否されました…．どうすればよいでしょうか（泣）」と嘆いていることもあります．そんな彼らに患者の問題点を整理させると，「術創部の痛み」を上位に挙げてきます．

　ならば，術創部の痛みは「術後（早期）の問題点」なのでしょうか．私はそうは思いません．術創部は一定期間痛いのが生理学的に当たり前であって，感染徴候がなく，少しずつでも痛みの程度が和らいでいれば問題点ではなく，むしろ外科医にしてみれば「想定の範囲内」なのです．問題点は，**痛みを最小限にとどめながら指導や環境調整をうまくできないスキル不足にあるのです．**

術創部が痛いのは組織の治癒過程ではしかたのないことであるにもかかわら

ず，時間とともに軽減していくということを患者にしっかり説明できていないうえ，理解も得られていないことが問題なのです．患者は他の患者の状態を知りません．そのため，「私だけがこんなに痛いのでは」「こんなに痛いんだから動かない方がよいのでは」と精神的に不安になり，不安が痛みの閾値を下げ，より痛みを訴えやすくなる，という状況に陥りがちなのです．つまり，問題は患者側にではなく，この不安を取り除いてあげられないこちら側にあるということです．

われわれは，手術で侵襲された組織を詳細に把握しているだけでなく，過去の別の症例の痛みの程度や，それを引き起こす関節運動（方向，範囲），動作パターンに関する情報を頭のメモリーバンクにたくさん蓄積しています．人工骨頭置換術後の合併症である脱臼を生じやすい動作パターンやシチュエーションについてもよく知っています．

そのうえで，患者と対面する前にカルテや他の専門家から**認知機能や精神状態，受傷前の動作能力についての情報をある程度収集しています**．このため，術後当日や翌日で術創部の痛みや精神的な不安が強い時期でも，絶妙なタイミングで必要十分な口頭指示と環境調整をし，患者の動作をスムースに誘導，支援できます．リハ専門職は，こうやって患者の信頼を得る努力をしているのです．患者だって「この人を信じよう」と思えるわけですよね．

これは，経験の浅い人にとっては難しいことでしょう．情報が不足しているうえに整理できていなければ，患者に不要な不安や痛みを感じさせてしまい，余計な指示も多く患者が混乱し，動作をスムースに誘導できない，そんなこともありえます．それだけでなく，過大な誘導・解除が動作の邪魔になってしまう場合すらあります．これでは，信頼関係が築かれるのに時間がかかるのは，当然ですね．

私も臨床実習生や新人の頃，余計な言葉が多く，患者の理解がなかなか得られない経験をしました．ベテランの先生方のやり方を見学して，特別な指導をしているようにはみえないのに，どんどん動けるようになっていく患者の姿を目の当たりにしました．「なぜ？　僕の方が時間をかけて新しい情報などを勉強しているはずなのに…」といつも思っていました．今思えば大きな勘違いでした．

以下に症例を示します．

人工骨頭置換術後の症例

症例：80歳女性

診断名：右大腿骨頚部骨折（Garden分類stageⅣ），右人工骨頭置換術後（図2）

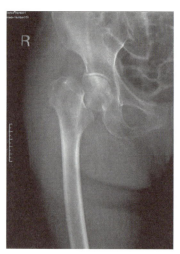
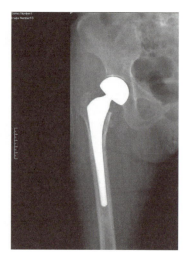

図2　（転位が大きい）頚部骨折の人工骨頭置換術前後のX線画像

現病歴：1週間前に自宅での歩行中にカーペットにつま先が引っかかって転倒し右殿部を強打，歩行不能となった．整形外科クリニックで検査を受けて右大腿骨頚部骨折と診断され，大学病院で右人工骨頭置換術を受けた．

家族構成：夫とは死別．同じ市内に娘家族が住んでいる．

手術翌日の朝，ベッドに寝ているこの患者を起こしてリハビリテーション室に移動しなければいけません．さあ，あなたならどうしますか？

- 「合併症予防には早期離床が大事！」ということで，とにかく会いに行く

- 実際に対面する前にリハビリテーションでのリスクや計画にかかわる重要な情報を整理してから向かう

　迅速な行動はもちろん大切ですが，この場合はなんの作戦もイメージもなく，いきなり患者のところに向かい，気合いで乗り切ろうとすることはありません．

　まずは，下記のチェックポイントをクリアにするために事前に情報を集めます．だらだら時間をかけるのではなく，それぞれの情報の責任者，所在を把握していれば，効率的に情報を整理できるのです．

- 人工骨頭置換術後といっても全荷重とは限らない．骨の脆弱性や術式によっては部分荷重から開始するかもしれない．執刀医に確認して，X線写真を直接みておこう
- 侵襲組織に痛みを訴えるだろうな．今回の術式での皮膚や筋の侵襲の程度や，脱臼リスクについて念のため確認しておこう
- 年齢からして認知症があってもおかしくない．担当看護師から理解力や，コンプライアンス，意識レベルの状態を含めて聞いておこう
- 移乗する際に車椅子を置くスペースは十分にあるだろうか．歩行器や杖などはすぐに使える状態だろうか．ベッドの配置を確認して，補助具の空き状況を看護師に聞いておこう．いずれ，自宅の環境も考慮して練習しないとな
- もし家族がいたらチャンスだ．受傷前の認知機能や身体機能，自宅や周辺の生活環境，活用できる代償手段をキーパーソンに聞いちゃおう
- 家族がお見舞いに来ていていろいろ聞かれる可能性はあるな．情報が錯綜したり，前後したりすると不安を与えてしまうから気をつけよう
- 歩行開始，退院時期や，自宅退院もしくは転院に向けての準備について医師，看護師だけでなく医療ソーシャルワーカーを含めたチームで方針を確認しておこう

病棟に到着してすぐに，患者や家族から

「手術の傷はいつまで痛いの？」
「全体重をかけても大丈夫なの？」
「いつ頃歩いて退院できる？」
「自宅を改修する必要はありますか？」
「また転ぶ危険性ってどのくらい？」

など質問攻めにあうかもしれません．こんな時，事前に前述のように想定して準備をしていれば，おろおろすることはありません．

　経験豊富なリハ専門職は**自身の専門領域を踏まえて，過不足なく説明でき，他のスタッフにタイミングよく相談する**ことができます．また，「それは○○に聞いておいたほうがよいと思います．事前に私からいっておきますね」と返答できます．ついでに，**家族にも退院や自宅生活を援助する「チームメンバー」になってもらっちゃいます**．こういう時に答えられない，もしくはなんでも知っているかのように答えてしまうと，後で誤解，混乱を招き，最悪のケースは援助チームから事実上，戦力外通告を受けてしまうかも…．そんな経験，したくないものですよね．

　実際に起き上がりや移乗を指導する際にも，事前に重要な情報を整理できていれば，「よしこの理解力，この環境ならこういうパターンで起きて，こうやって介助して，こういうタイミングで脚を下ろして，こうやって立って，こうやって移乗だな」とすぐにイメージができ，さらに，その時の状況を**迅速にメタ認知しながら微調整して動作を誘導，支援できる**のです．

　患者や家族の質問攻めや，いろいろな課題をクリアして10分前後で安全かつスムースにリハビリテーション室に到着できたら合格でしょう．皆さんはできそうですか？　できたとしても，患者や家族に不安な表情がみられたら，まだまだ改善努力の余地ありですよ〜！

　　　　　　　　　　　　　　　　　　　　　　　　　　　　（相澤　純也）

COLUMN 9
計画表通りに進めればよい!?

　最近は手術だけでなく，術後のリハビリテーションの内容や進行も標準化され，施設ごとや地域ごとに計画が決まっている場合があります．極論すれば，チャレンジなんてせずに，計画表に従って管理・指導，エクササイズを進めれば問題ないのかもしれません．

　しかし，工夫すれば計画より早く動作が自立するはずの患者がいた場合どうしますか…？

　私なら，動作ができない機能的要因を評価，把握し，リスクを管理したうえで，可能な限り早く患者の動作が自立できるように常にチャレンジしたいと思います．

　一方で，骨の脆弱性があり免荷を要するケース，認知症がありリスク管理が難しいケース，キーパーソンがおらず自宅復帰が容易でないケースなどもあり，標準的な計画表通りに進められない（遅れる）場合も少なくありません．

　このように一見難渋しそうなケースほど，われわれの腕のみせどころなのです．「ハァ，大変やなー」と下を向かず，周囲の協力を取り付けながら，冷静に「やってやろうじゃない．腕のみせどころだぜ」と意気に感じたいものです．

極めに究めると，こんなことができる！

1. 近位部骨折の種類（「頸部の骨折」と「大転子部の骨折」の2種類）に合わせてリハビリテーションのプログラムを組める
2. 転倒リスクを適切に評価・把握して，根拠に基づいたアプローチができる
3. 他のスタッフや患者家族の協力を上手に得て，患者の早期動作獲得に貢献できる

● 文献

1) Nevitt MC, Cummings SR. Type of fall and risk of hip and wrist fractures : the study of osteoporotic fractures. The Study of Osteoporotic Fractures Research Group. J Am Geriatr Soc 1993 ; 41 : 1226-34.
2) Orimo H, Yaegashi Y, Hosoi T, et al. Hip fracture incidence in Japan : Estimates of new patients in 2012 and 25-year trends. Osteoporos Int 2016 ; 27 : 1777-84.
3) Cummings SR, Melton LJ. Epidemiology and outcomes of osteoporotic fractures. Lancet 2002 ; 359 : 1761-7.
4) Handoll H, Parker M. Hip fracture. Clin Evid 2005 ; 14 : 1414-40.
5) Wagner H, Melhus H, Gedeborg R, et al. Simply ask them about their balance—future fracture risk in a nationwide cohort study of twins. Am J Epidemiol 2009 ; 169 : 143-9.
6) Lundin H, Sääf M, Strender LE, et al. One-leg standing time and hip-fracture prediction. Osteoporos Int 2014 ; 25 : 1305-11.
7) Najafi DA, Dahlberg LE, Hansson EE. A combination of clinical balance measures and FRAX® to improve identification of high-risk fallers. BMC Geriatr 2016 ; 16 : 94.
8) Cheung WH, Shen WY, Dai DL, et al. Evaluation of a multidisciplinary rehabilitation programme for elderly patients with hip fracture : A prospective cohort study. J Rehabil Med 2018 ; 50 : 285-91.
9) Birks YF, Porthouse J, Addie C, et al ; Primary Care Hip Protector Trial Group. Randomized controlled trial of hip protectors among women living in the community. Osteoporos Int 2004 ; 15 : 701-6.
10) Cameron ID, Gillespie LD, Robertson MC, et al. Interventions for preventing falls in older people in care facilities and hospitals. Cochrane Database Syst Rev 2012 ; 12 : CD005465.
11) Feskanich D, Willett W, Colditz G. Walking and leisure-time activity and risk of hip fracture in postmenopausal women. JAMA 2002 ; 288 : 2300-6.
12) Gillespie LD, Robertson MC, Gillespie WJ, et al. Interventions for preventing falls in older people living in the community. Cochrane Database Syst Rev 2009 ; (2) : CD007146.
13) Gillespie LD, Robertson MC, Gillespie WJ, et al. Interventions for preventing falls in older people living in the community. Cochrane Database Syst Rev 2012 ; (9) : CD007146.

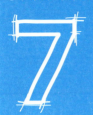

人工膝関節全置換術の入院・外来リハビリテーション

極める1　「早期の起立歩行」「痛みのマネジメント」
　　　　 「膝可動域の評価」で短い在院期間を効率的に
　　　　 利用する

極める2　外来リハでは，「膝可動域の改善」
　　　　 「日常生活動作（ADL）の獲得」を目標に

極める3　「ウォーキング」と「立った生活」で
　　　　 退院後の身体活動性をキープする

極める4　「忘れ去られた関節」を目指せ

極める1 ≫　「早期の起立歩行」「痛みのマネジメント」
　　　　　　「膝可動域の評価」で
　　　　　　短い在院日数を効率的に利用する

　人工膝関節置換術（人工膝関節）の件数は，年々，増加傾向にあります．2016年度の企業出荷ベースでは，約8万件と報告されており[1]，今後も増加していくことが見込まれています．日本各地に「人工関節センター」と呼ばれる病院・部署が立ち上がり，専門的に人工関節に取り組んでいます．これには，私も時代の流れを感じます．

　ここで，人工膝関節のリハビリテーションについて，大まかな流れ，いわゆる

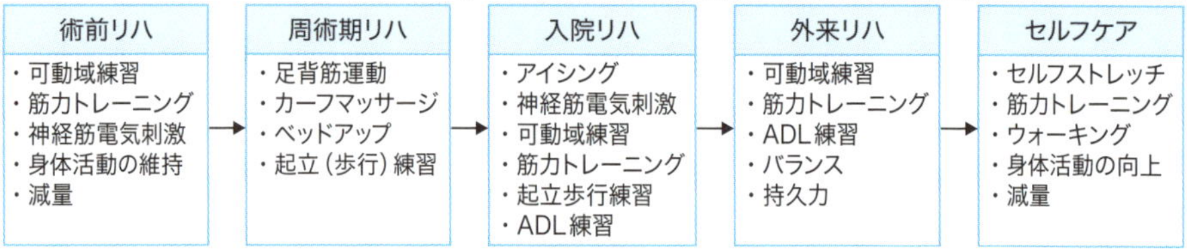

術前リハ	周術期リハ	入院リハ	外来リハ	セルフケア
・可動域練習 ・筋力トレーニング ・神経筋電気刺激 ・身体活動の維持 ・減量	・足背屈運動 ・カーフマッサージ ・ベッドアップ ・起立(歩行)練習	・アイシング ・神経筋電気刺激 ・可動域練習 ・筋力トレーニング ・起立歩行練習 ・ADL練習	・可動域練習 ・筋力トレーニング ・ADL練習 ・バランス ・持久力	・セルフストレッチ ・筋力トレーニング ・ウォーキング ・身体活動の向上 ・減量

図1　人工膝関節のリハビリテーションの流れ
クリニカル・パスウェイによって進められていくことが多い．一般的なリハビリテーションの例を示す

クリニカル・パスウェイ（clinical pathway）を示します（図1）．近年，このような道順によるマネジメントが増えているように思います．

人工膝関節リハビリテーションのクリニカル・パスウェイ

- 術前：可能な限り身体活動を維持し，手術当日（あるいは翌日）から早期離床を始め，標準化された治療，看護ケア，リハビリテーションなどによって，退院まで進めていく
- 退院後：外来通院でフォローアップする

　本章では，人工膝関節術後の本丸ともいえる，入院・外来リハビリテーションについて説明します．

　クリニカル・パスウェイによる医療の標準化によって，感染症や静脈血栓塞栓症（venous thromboembolism：VTE）などの合併症が減少し，それにともなって在院日数の減少や医療コストの削減が図られています[2]．もちろん，小侵襲の手術手技，適切な鎮痛処置，早期リハビリテーションの確立などが貢献していることはいうまでもありません．

　私が申し上げたいのは，今後，さらに在院日数が減少し，効率的な医療が求められたとしても，リハビリテーション専門職は変化に柔軟に対応する必要があるということです．**海の向こうでは，人工関節のデイ・サージャリー（日帰り手術）が広まっています**[3]．いつかは「黒船がやってくる」のです．

さて，短い在院期間において，われわれは次の3つを肝に銘じる必要があります．

> ❶ 早期の起立歩行
> ❷ 痛みのマネジメント
> ❸ 膝可動域の評価

❶ 早期の起立歩行

術後は，とにかく早期に起立歩行させることです．早期の起立歩行は，**静脈血栓塞栓症を予防し，痛みの閾値を上昇させる**といわれています[4)5)]．

そのために，めまいや下肢脱力感など早期離床を妨げる6つのリスク（表1）の知識を身につけて，起立歩行時のバイタルサインの変化に鋭敏になりましょう．「炎症反応（C反応性タンパク）」「ヘモグロビン値」「尿量（イン・アウトバランス）」「深部静脈血栓症の有無」などの情報収集はマストです．

❷ 痛みのマネジメント

次に，痛みをマネジメントすることです．**手術侵襲による痛みは，日が経てばいずれなくなります．**

もし，手術侵襲の痛みが強いためにリハビリテーションが進まないならば，痛みをコントロールする薬物療法の必要性について，主治医や看護師と相談しましょう．「リハビリテーションによって痛みが生じた，悪化した」「せっかく手術したのに痛みが治らない」などといった誤解や，不要な痛みの経験は，避けなければなりません．

表1 早期離床を妨げる6つのリスク

リスク	原因	対策
呼吸困難	肺塞栓症の可能性	リハを中止し，緊急コール*
胸痛	肺塞栓症の可能性	リハを中止し，緊急コール*
めまい（嘔気）	血圧低下（迷走神経反射）	背臥位に戻し，下肢挙上
しびれ・感覚鈍麻	神経ブロックが過剰	神経ブロックの中止
下肢の脱力感	神経ブロックが過剰	神経ブロックの中止
痛み	鎮痛麻酔が弱い	痛みのコントロール

＊ 緊急コール以外も看護師に応援を要請する必要がある

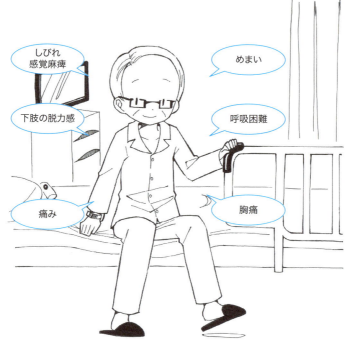

図2　人工膝関節全置換術：離床の6徴候の確認

　痛みに対処するスキルを患者自身に獲得させることもリハビリテーションの一環です．痛みの原因を話したうえで，痛みのセルフモニタリング，痛みを生じる動作の回避，アイシングなど，患者自身が痛みに対処できることを理解させましょう（図2）．

❸ 膝可動域の評価

　そして最後は，膝の可動域をみることです．ここでいう「可動域をみる」とは，ゴニオメーターなどの角度を測定する器具で数値を測ることだけではなく，**エンド・フィールを評価すること**です（エンド・フィールについては4章参照）．

　術後早期における膝関節のエンド・フィールは，組織伸張性（膝屈曲時の創部，膝伸展時の膝窩部）あるいは防御性がほとんどでしょう．この時期は無理に可動域を広げる必要はなく，およその角度，痛みの感受性（痛みを感じやすい

か）を把握する程度にとどめます．

　創部の痛みや膝の腫れが強い時期の患者は，膝を曲げないように立ち座りすることが多いです．この動作が習慣化すると，常に膝に力が入った状態となり，後々の可動域運動に支障をきたします．このような患者には，ベッドで端座位を取らせ，自然と足を垂らしてリラクセーションさせると屈曲の可動域が広がりやすいでしょう．

　短い在院日数では，これらの3つをマスターして，さらに将来の変化に柔軟に対応するための心構えをもつことが大切です．

> **極めに究める Point 1**
> 短い在院期間の「早期の起立歩行」「痛みのマネジメント」「膝可動域の評価」に患者への想いを込める

COLUMN 10
CPM 何する者ぞ

　私が新人理学療法士だったころ，人工膝関節術後における持続的他動運動療法（continuous passive motion：CPM）機器による膝の他動運動は，病棟でのルーチンワークでした．

　ところが，「CPMは効果がない」[6)7)]との最近の報告から，CPMを使わない施設が増えていることを耳にします．われわれのデータでも，CPM使用群と非使用群において，膝可動域の差は認められませんでした．CPMは麻酔下受動術を減少させる，というコクラン・レビュー[8)]の結果をふまえると，可動域を広げるというよりも拘縮を予防することがCPMの役割と考えたほうがよいかもしれません．

　米国理学療法士協会（American Physical Therapy Association：APTA）は，CPMを使わないことを推奨する声明を出しています[9)]．数日の在院日数ですから，効果はほとんど見込めないのでしょう．

極める2 » 外来リハでは，「膝可動域の改善」「日常生活動作（ADL）の獲得」を目標に

在院日数が減ったとしても，当然リハビリテーションが不要になったわけではありません．その分，外来リハビリテーション（外来リハ）を手厚くする必要があることは，読者の皆さんのお察しの通りです．

外来リハにおいて求められることは，次の2点です．

> ❶ 膝可動域の改善
> ❷ 日常生活動作（ADL）の獲得

❶ 膝可動域の改善

まず，膝関節可動域の改善のために大切なことは，**術前と術中の可動域を知っておくこと**です．術前の可動域制限が強い患者では，術後の可動域も制限されることが多く見受けられます．基本的には術中麻酔下での可動域が最終ゴールとなりますから，執刀医に必ず確認しましょう．

それから，関節の遊びを評価することが重要です．関節の遊びは，膝伸展位と90度屈曲位において，膝を他動的に内外反して評価します（図3）．

たとえば，膝伸展制限とともに最終域での遊びがある場合，膝後面の軟部組織の問題が考えられます．反対に，「締まったような硬い」エンド・フィールに加えて遊びがない場合，可動域改善には装具などを使用した長時間の持続伸張が適用となるかもしれません．

膝90度屈曲位（あるいはそれ以前の角度）においても，遊びがなく，締まったように硬く感じる場合は，同様に持続伸張の適用となります．膝70～80度屈曲位でこのような状態が生じていると，関節受動術が適用となる場合がまれにありますから，リハビリテーションの経過を主治医に定期的に説明するようにしましょう．

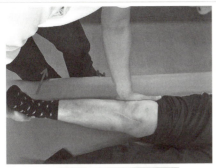
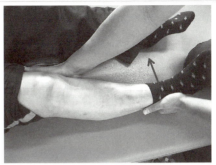
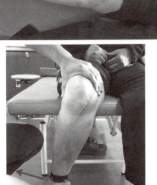
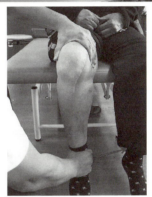

図3 関節の遊びの評価
定量的に角度を測る方法もあるが,手の感触や目測で定性的に測ってもよい

　屈曲90度を問題なくクリアできれば,その後の可動域増大はスムースに進みます.膝の可動域をみる時には,「制限」に目が行きがちですが,過剰な遊び(不安定性の徴候)にも注目しなければなりません.過剰な遊びがみられた場合は,膝の安定化トレーニングが重要となります.

　膝可動域にはインプラントの設置角度が影響するため,これをX線画像でチェックすることを忘れてはいけません.体表の骨指標から測定した膝関節の角度と人工関節を入れた実際の骨の角度は,一致していない場合もあるようです[10].体表からのゴニオメーターによる測定では膝伸展の制限がみられたとしても,人工膝関節自体は完全伸展しているということもありえます.その他にも,X線画像からは大腿骨後顆の厚み,膝蓋骨の高さなどをチェックしておきましょう(図4).

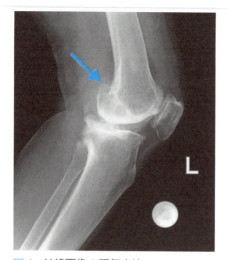 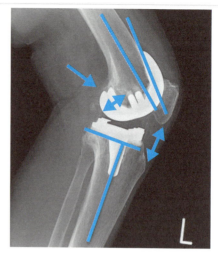

図4 X線画像の評価方法
大腿骨とインプラントのなす角度，脛骨とインプラントのなす角度，膝蓋骨の高さ，大腿骨後顆の厚み，後顆の骨棘などを評価する

❷ 日常生活動作（ADL）の獲得

ADLに必要な膝可動域

　次にADLに必要な膝可動域について，お話しします．表2はADL中の膝関節可動域を電子ゴニオメーターで測った研究のデータです．人工膝関節患者は，健常者と比較して，小さい可動域で動作を行っていることがわかります．

　憶測の域を出ませんが，人工膝関節患者は制限された（一般的には屈曲120〜130度）可動域をうまく使いながら，他関節でも代償しているのでしょう．ちなみに，自転車駆動に必要な膝可動域は100度程度[11]，ひざまずく動作に必要な可動域は120度程度[12]とされています．

表2 人工膝関節術後患者と健常者におけるADL中の実際の膝可動域
［文献13）より］

ADL	人工膝関節患者	健常者
平地歩行	60.1 (10.1)	68.8 (7.9)
坂道を登る	56.6 (10.8)	68.3 (8.5)
坂道を下る	63.6 (10.1)	74.5 (8.4)
階段を上がる	82.0 (15.1)	97.0 (11.0)
階段を降りる	81.5 (17.4)	95.3 (6.7)
椅子に座る	86.1 (14.0)	94.6 (9.9)
椅子から立つ	86.8 (13.9)	96.7 (9.7)
浴槽に入る	89.6 (21.0)	123.9 (12.6)
浴槽から出る	92.9 (22.3)	133.0 (14.6)

平均値（標準偏差）

　ADLのなかでは特に，階段昇降の困難さを訴える患者が多く見受けられます．われわれのデータでは術後1年において，まったく困難なく階段昇降できる患者の割合は40〜50％でした[14]．

　階段昇降の困難さを改善するためには，膝可動域はもちろんですが，大腿四頭筋などの下肢筋力や，バランス能力も高めなければなりません．近年，高強度の負荷によるリハビリテーションの有効性が報告されています[15]．大腿四頭筋力を強化するために，スクワットなどのClosed Kinetic Chainトレーニングを中心に，プログラムを立案するとよいでしょう．

　まさか，「マッサージして，膝を曲げるだけ」になっていませんよね…？

極めに究める Point 2

術前・術中・術後の可動域を把握したうえで
膝可動域の改善を図る
関節の遊びを評価してADLの獲得を目指す

極める3 》 「ウォーキング」と「立った生活」で退院後の身体活動性をキープする

　人工膝関節のゴールはどこでしょうか？「痛みがなくなること」でしょうか，「膝がよく曲がるようになること」でしょうか，それとも「歩行距離が伸びること」でしょうか．

　すべて正解ではあるのですが，私は，その先にある

> **身体活動が向上して
> 健康寿命が延伸すること**

だと考えています．

　そもそも，人工膝関節の適応は，末期の膝OA患者ですから，痛みのために身体活動量が減少し，それによる筋力低下，肥満の悪化などが生じていることが推察されます．
　数年かけてできあがった関節変形が，手術によって治ったとしても，同じ期間を経て低下した身体機能は，数カ月のリハビリテーションで改善することは難しいでしょう．
　われわれのデータでは，大腿四頭筋力は，男女ともにいずれの年齢層でも術後1年まで改善し続け，その後にプラトーとなることがわかりました（図5）．
　つまり，筋力の改善には時間がかかるのです．そして注意していただきたいのは，70〜80歳代は術後2〜3年を経過すると大腿四頭筋力が下降しているように見受けられる点です．

　もう少し，人工膝関節術後の大腿四頭筋力の回復について触れておきます．図6は，術後1年における大腿四頭筋力に関するわれわれのデータです．これをみると，同世代の健常高齢者の水準[16]には達していないことがわかります．

　この筋力の差には，術前の不活動の影響が残存していることは間違いないので

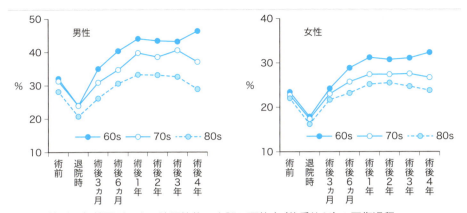

図5 性別・年齢層別の人工膝関節後の大腿四頭筋力（体重比％）の回復過程
男性，女性ともにいずれの年齢層も術後1年までは改善するが，それ以降はプラトーを示す．2～3年以降，70および80歳代は下降しているようにも見える

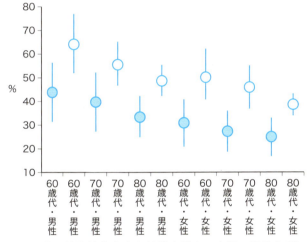

図6 人工膝関節後患者と健常高齢者の大腿四頭筋力（体重比％）の比較［文献16）より］
●は人工膝関節患者（術後1年），○は健常高齢者を示す（平均値±および標準偏差）．いずれの年齢層別，性別においても健常者より低い

すが，術後の身体活動が少ないことも影響していると，私はにらんでいます．事実，人工膝関節術後患者は，健常高齢者と比べて身体活動量が少なく，また，ガイドラインで示される身体活動量に達する割合も数～数十％と低いことが報告されています[17) 18)]．

このような状況を打破するために，私ならば，**ウォーキング**をレコメンドします．**短い距離，短い時間のウォーキングでもよい**のです．独りで歩くことに抵抗があるならば，友人と世間話をしながら歩いてもらいましょう．

　私が所属するリハビリテーション科では，術後患者の身体活動を向上させるために，定期的にウォーキングイベントを開催しています（図7）．景観のよい5 km ほどのウォーキングコースを選び，20～30 名の人工関節術後患者の同志とともに，おしゃべりしながら歩くからか，完歩した際には「歩くことに自信がついた」「また参加したい」といった声が多く聞かれます．

　現在は理学療法士（PT）などが引率していますが，将来は，人工関節術後の方々による，自主的な活動につながることを期待しています．

　それから，**立った生活**を意識させましょう．これは，**普段の生活での「座りっぱなし」を減らす**という意味です．「足がむくむ」という患者の話を詳しく聞くと，椅子に座っていることが多いようです．立ってする ADL を増やしたり，立って家事をする時にスクワットやヒールレイズ，足踏みをしたり，生活のなかにエクササイズを取り入れるようアドバイスをしましょう．

　人工膝関節の寿命（耐用年数）は今や 25 年以上に伸びています．その耐用年数を使い切るまで，健康的に過ごしていただけることを願っています．

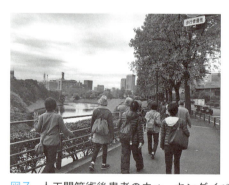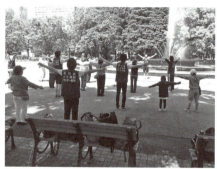

図7　人工関節術後患者のウォーキングイベント
都内の景観のよいウォーキングコースを歩く．リハ専門職は引率役．「歩くことに自信がついた」との声を聞くことが多い

COLUMN 11
スポーツレクリエーション指導のコツ

　最後に，人工膝関節術後の身体活動を高めるうえで基本的なことをお話ししておきます．近年，スポーツ・レクリエーション（スポーツ等）に参加する患者が増えつつありますが，スポーツ等への参加は主治医を含めて多職種で判断されます．この際，負荷の強さや患者の経験を考慮して活動内容を選びましょう（表3）．キーワードは

> 走らない，飛び跳ねない，転ばない

です．

表3　人工関節術後に許容されるスポーツ・レクリエーションの例［文献19）より］

許可する	経験があれば許可する	推奨しない
ウォーキング	カヌー	ジョギング
ボーリング	アイススケート	サッカー
サイクリング	テニス	バレーボール
ゴルフ	（ダブルス）	バスケットボール
水泳	スキー	空手
ハイキング	乗馬	

極める4 》「忘れ去られた関節」を目指せ

皆さんは，自分の膝を日常生活で意識したことがありますか？

2012年に，『The "Forgotten Joint" as the Ultimate Goal in Joint Arthroplasty』という論文が発表されました[20]．

Forgotten Joint（忘れ去られた関節）とは，日常生活において，

> 手術をした関節を
> 患者自身がまったく意識しなくなった状態

のことをいいます．

　まさに，センセーショナルでした．すぐに著者に連絡して，論文で紹介されていた評価尺度 Forgotten Joint Score（FJS）を日本語に翻訳する許可を得ました．古谷英孝氏のもと，私も共同研究者としてかかわれたことは幸運でした（ちなみに監修の相澤純也先生も共同研究者です）[21]．

　さて，FJS は，ADL や余暇活動など，12 の質問からなる患者立脚型アウトカムです（図8）[21]．それぞれの設問について 5 段階で回答し，合計を 100 点満点に換算します．100 点であれば，まったく膝を意識していないことを示します．
　横断調査によるわれわれのデータでは，忘れ去られた関節に近い患者には，次のような特徴がありました[21]．

> - 膝がよく曲がる
> - 痛みがない
> - ADL に支障がない
> - 身体活動量が多い
> - 生活の質（QOL）が高い

これは当然の帰結のように思います．

　逆に，関節を忘れることができない患者は次のような傾向が強いようです．

> - 破局的思考がある
> - 傷の治り具合（ケロイド性）に執着する
> - 過去にとらわれる（手術前の方がよかった，など）
> - 完璧を求める

　では，忘れ去られた関節になるためにはどうすればよいか？　現在，有効とされる方法は明らかになっていないため抽象的になってしまいますが，

手術した関節への意識に対する質問票

日々の生活の中で，手術した関節を**どのくらい気にしていますか？**
次に述べる12の質問にお答え下さい．それぞれの質問についてあてはまるものに1つ○をおつけください．

		まったく気にしていない	ほとんど気にしてない	まれに気にしている	ときどき気にしている	たいてい気にしている
1	夜寝ているとき	0	1	2	3	4
2	一時間以上イスに座っているとき	0	1	2	3	4
3	15分以上歩いているとき	0	1	2	3	4
4	お風呂に入っているとき（シャワーも含む）	0	1	2	3	4
5	車で移動しているとき（運転時・乗車時も含む）	0	1	2	3	4
6	階段を昇り降りしているとき	0	1	2	3	4
7	荒地（でこぼこ道）を歩いているとき	0	1	2	3	4
8	床（畳）から立ち上がるとき	0	1	2	3	4
9	長時間立っているとき	0	1	2	3	4
10	家事やガーデニングをしているとき	0	1	2	3	4
11	ウォーキングやハイキングをしているとき	0	1	2	3	4
12	お気に入りのスポーツを行っているとき	0	1	2	3	4

お気に入りのスポーツ：ラジオ体操，社交ダンス，卓球，サイクリング，ゴルフ，水中体操，太極拳，テニス（ダブルス），スキー，エアロビクス，登山など

図8　Forgotten Joint Score［文献21）より］

目の前の患者の訴えに耳を傾け，真摯にリハビリテーションを提供する

これに尽きると思います．『ドラえもん』に登場する「わすれろ草」[22]のような特効薬は存在しないのです．

おそれずにいえば，患者には膝の痛みや歩行障害のために諦めていたこと，た

とえば，旅行やお稽古ごとなど，手に入れた新しい関節によって，再び楽しんでもらうことを期待します．

膝が変われば，人生が変わる

もしかすると，そのような思考や行動が，忘れ去られた関節につながるかもしれません．

（美﨑 定也）

極めに究めると，こんなことができる！

1. 短い入院期間で，歩かせ，痛みを起こさずに，可動域を把握できる
2. 外来リハビリテーションで，可動域とADLを獲得できる
3. 身体活動性を高めるためにウォーキングを勧めることができる
4. 患者とともに歩くことで忘れ去られた関節をつくれる

● 文献

1) 矢野経済研究所. 2016年版メディカルバイオメカニクス（人工臓器）市場の中期予測と参入企業の徹底分析 (https://www.yano.co.jp/market_reports/C59109000) 2018年6月1日付け.
2) Husni ME, Losina E, Fossel AH, et al. Decreasing medical complications for total knee arthroplasty: effect of critical pathways on outcomes. BMC Musculoskelet Disord 2010; 11: 160.
3) Courtney PM, Boniello AJ, Berger RA. Complications Following Outpatient Total Joint Arthroplasty: An Analysis of a National Database. J Arthroplasty 2017; 32: 1426-30.
4) 伊藤正明, 池田正孝, 石橋宏之ほか. 肺血栓塞栓症および深部静脈血栓症の診断, 治療, 予防に関するガイドライン（2017年改訂版）. 2018 (http://www.j-circ.or.jp/guideline/pdf/JCS2017_ito_h.pdf)
5) Sayers A, Wylde V, Lenguerrand E, et al. Rest Pain and Movement-Evoked Pain as Unique Constructs in Hip and Knee Replacements. Arthritis Care Res (Hobo-

ken) 2016；68：237-45.
6) Maniar RN, Baviskar JV, Singhi T, et al. To use or not to use continuous passive motion post-total knee arthroplasty presenting functional assessment results in early recovery. J Arthroplasty 2012；27：193-200.
7) Boese CK, Weis M, Phillips T, et al. The efficacy of continuous passive motion after total knee arthroplasty：a comparison of threeprotocols. J Arthroplasty 2014；29：1158-62.
8) Harvey LA, Brosseau L, Herbert RD. Continuous passive motion following total knee arthroplasty in people with arthritis. Cochrane Database Syst Rev 2014；(2)：CD004260.
9) White NT, Delitto A, Manal TJ, et al. The American Physical Therapy Association's top five choosing wisely recommendations. Phys Ther 2015；95：9-24.
10) Banks SA, Harman MK, Hodge WA. Mechanism of anterior impingement damage in total knee arthroplasty. J Bone Joint Surg Am 2002；84-A Suppl 2：37-42.
11) 廣幡健二，古谷英孝，美﨑定也，ほか．片側人工膝関節置換術後患者の自転車エルゴメータ駆動条件の違いによる自覚的快適度と膝関節可動域の関係．理学療法東京 2016；4：34-9.
12) Hassaballa MA, Porteous AJ, Newman JH. Observed kneeling ability after total, unicompartmental and patellofemoral knee arthroplasty：perception versus reality. Knee Surg Sports Traumatol Arthrosc 2004；12：136-9.
13) Myles CM, Rowe PJ, Walker CR, et al. Knee joint functional range of movement prior to and following total knee arthroplasty measured using flexible electrogoniometry. Gait Posture 2002；16：46-54.
14) 大島理絵，美﨑定也，古谷英孝，ほか．人工膝関節置換術後の疼痛および身体機能の回復過程．理学療法東京 2016；4：20-7.
15) Bade MJ, Stevens-Lapsley JE. Early high-intensity rehabilitation following total knee arthroplasty improves outcomes. J Orthop Sports Phys Ther 2011；41：932-41.
16) 平澤有里，長谷川輝美，松下和彦，ほか．健常者の等尺性膝伸展筋力．PTジャーナル 2004；38：330-3.
17) Harding P, Holland AE, Delany C, et al. Do activity levels increase after total hip and knee arthroplasty? Clin Orthop Relat Res 2014；472：1502-11.
18) Lützner C, Kirschner S, Lützner J. Patient activity after TKA depends on patient-specific parameters. Clin Orthop Relat Res 2014；472：3933-40.
19) Healy WL, Sharma S, Schwartz B, et al. Athletic activity after total joint arthroplasty. J Bone Joint Surg Am 2008；90：2245-52.
20) Behrend H, Giesinger K, Giesinger JM, et al. The "forgotten joint" as the ultimate goal in joint arthroplasty：validation of a new patient-reported outcome measure. J Arthroplasty 2012；27：430-6.
21) 古谷英孝，廣幡健二，山口英典，ほか．人工膝関節置換術後患者の膝への意識の程度を評価するための日本語版 Forgotten Joint Score の再現性と妥当性．第48回日本理学療法学術大会 2013年．

22) 藤子・F・不二雄. ドラえもん (てんとう虫コミックス) 9巻. 第8話「わすれろ草」. 小学館, 1975.

CHAPTER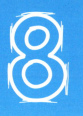

行動変容を促して治療効果を促進する

- 極める1 「患者が○○してくれない病」にかかってはいけない
- 極める2 コトの重大さに気づいて，メリットを感じれば，患者は動く
- 極める3 患者が動くリクツがわかるなら，とにかく最初の1歩を出させよ
- 極める4 まずは自分が動いてみせよ！

極める1 ≫ 「患者が○○してくれない病」にかかってはいけない

「いくら指導しても，患者さんがホームエクササイズをしてくれないんです」

後輩から相談を受けている先輩の表情は，穏やかではありません．皆さんも「患者（利用者）が○○してくれない」というフレーズを普段から聞いたり，まさか使ったりしていませんか…？

そもそも，患者はなぜ「〇〇してくれない」のでしょうか．それは，

「行動変容」を促すための「課題設定」と「コミュニケーション」が適切ではないから

です．

行動（behavior）とは，人間の活動全般を指す言葉であって，われわれの生活を構成する要素です．似た言葉に「行為（act）」がありますが，行為は目的をともなう人間の活動を指すのに対して，行動は無意識の活動（条件反射など）も含みます．

行動は，不安や怒りといった「感情」や，ものの考え方やとらえ方といった「思考（認知）」から相互に影響を受けています（図1）[1]．

このように影響を受けた行動のうち，われわれの生活においてパターン化（習慣化）したものが，喫煙や飲酒，睡眠リズム，定期的な運動などといった**生活習慣**となります．生活習慣は個人によってさまざまであり，偏った食生活，大量の飲酒，運動不足など，健康を害するような状態もあります．このような生活習慣（行動のパターン）を望ましい状態に変えていくことが「**行動変容**」です．行動変容は，本人の行動と思考（認知）に焦点をあて，自分で行動をコントロールでき

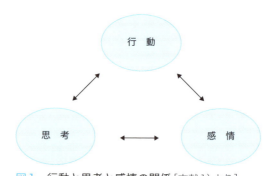

図1　行動と思考と感情の関係［文献1）より］
行動，思考（認知），感情は相互に影響を受けている．行動と思考は，感情よりも変容しやすい

表1 行動変容の方法と適用例

行動変容の方法	適用例
認知行動療法	うつ病,不安障害,不眠症,摂食障害,慢性痛など
ストレス・コーピング	メンタルヘルス
マインドフルネス	うつ病,不安障害,肥満,慢性痛など
バイオフィードバック	片頭痛,過敏性腸障害,脳卒中後遺症,慢性痛など
セルフ・モニタリング	運動・身体活動,肥満,糖尿病,禁煙など
リラクセーション	メンタルヘルス,慢性痛など

るようになることを目標としています.

　今日まで,「社会的認知理論」「トランスセオレティカル・モデル」「計画的行動理論などを背景とした認知行動療法」「ストレス・コーピング」「セルフ・モニタリング」など,さまざまな行動変容の方法が開発されてきました[2)～4)].禁煙,肥満・糖尿病,うつ病,慢性痛など,生活習慣がかかわる病気だけでなく,運動・身体活動といった健康増進にも行動変容が適用されています(表1).

　さらに行動変容を理解するために,より大きな視点でみてみましょう.人間の行動は,性別や年齢,信念などといった個人の要因のみによって決まるわけではなく,家族や友人など周囲の人とのつながり,所属する組織・コミュニティ,さらには公共政策,社会的支援,環境なども含めた,さまざまな要因によって決まることがわかっています(図2)[2)].

　例を挙げると,

① 銀行や医療機関,商店街など生活に必要な目的地が多い
② 歩道が整備されている
③ 運動施設が近い
④ 交通や犯罪に関する安全性が高い

といった要因は,地域在住高齢者の身体活動量を増加させるといわれています[5)6)].したがって,患者の行動を促すためには,患者本人だけでなく,家族や友人,コ

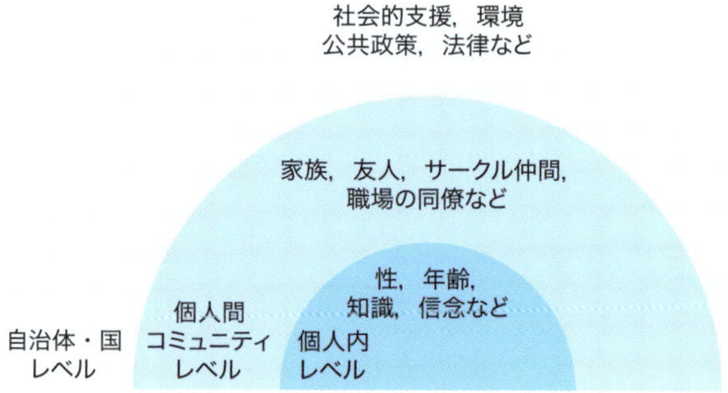

社会的支援，環境
公共政策，法律など

家族，友人，サークル仲間，
職場の同僚など

性，年齢，
知識，信念など

自治体・国　個人間　　　個人内
レベル　コミュニティ　レベル
　　　　レベル

図2　行動の決定因子の階層構造［文献2）より］
人間の行動は，個人，コミュニティ，自治体などの階層構造で分けられたさまざまな要因によって決まる

ミュニティとのつながり，利用できる社会的支援，周囲の環境なども含めて問題点を抽出して，適切な課題を設定する必要があるのです．

「いくら○○しても，患者が○○をしてくれないんです」という前に，最初の段階に戻って，課題の設定が適切だったかどうか，考え直す癖をつけることが重要です．

極めに究める Point 1
「患者が○○してくれない」のには理由がある
物理的・社会的な側面から要因をみつめ直す

極める 2 》 コトの重大さに気づいて，メリットを感じれば，患者は動く

患者の行動変容を促すためには，個人だけでなく，コミュニティや環境も考慮する必要がある，なんて大きなことをいいましたが，まずは個人の行動変容を評価することが大切であることはいうまでもありません．

そこで，**トランスセオレティカル・モデル（transtheoretical model：TTM）**による行動変容について紹介します．

TTM は，禁煙への行動変容を促すことを目的として，Prochaska によって開発された次の4つの構成概念からなるモデルです[7]．この概念は，現在は運動・身体活動の促進，肥満や糖尿病の改善などに，広く応用されています[8]．

> **TTM の 4 つの構成概念**
> ❶ 5 段階の行動変容ステージ
> ❷ 行動変容の 10 のプロセス
> ❸ 意思決定バランス
> ❹ セルフエフィカシー（自己効力感）

❶ 5 段階の行動変容ステージ

TTM には，人間の行動変容は，次の 5 段階のステージを経て進むという原則があります（図 3）．

> **TTM の 5 段階ステージ**
> ❶ 無関心期（前熟考期）
> ❷ 関心期（熟考期）
> ❸ 準備期
> ❹ 実行期
> ❺ 維持期

患者は，ステージの途中から進んだり，逆戻りしたり，あるいは停滞したまま脱落してしまったりすることもあります．運動の行動変容において，患者が現在，どのステージにいるか把握するためには，表 2[9]がよく用いられています．

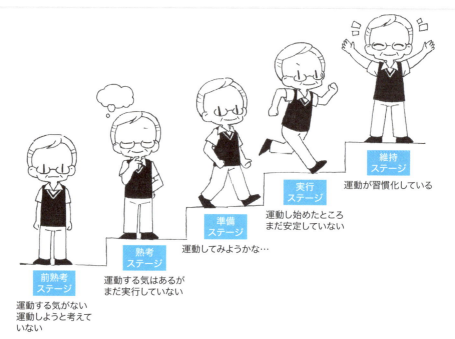

図3 TTMの5段階ステージ

表2 運動に関する行動変容ステージ［文献9）より］

選択肢	ステージ
現在，運動を行っていない．また，今後6カ月以内に始める気もない	無関心期
現在，運動を行っていない．しかし，今後6カ月以内に始める気がある	関心期
現在，運動を行っている．しかし，定期的*ではない	準備期
現在，定期的に運動を行っている．しかし，始めてから6カ月経っていない	実行期
現在，定期的に運動を行っている．また，始めてから6カ月以上経っている	維持期

現在の運動（スポーツやウォーキングなど）実施状況について，あてはまる選択肢を回答させる
* 1週間に3回以上，1回20分以上の運動

❷ 行動変容の10のプロセス

患者の行動変容を促すにあたって，10のプロセスを用いることができます．このプロセスは，自身の経験や内面的認識の変化によって得られる経験的プロセスと，周囲の環境や実際の行動の変化によって得られる行動的プロセスから構成されています（表3）．

表3　行動変容の10のプロセスと運動・身体活動に関するアプローチ例［文献8）より］

	プロセス	定　義	アプローチ例
経験的プロセス	意識の高揚	新しい情報を探したり，フィードバックを得たりするための努力	簡単な知識を与える 健康雑誌を勧める
	ドラマティック・リリーフ	変化を起こすことに関する情動的様相	運動不足によって病気になった人について考える
	自己再評価	問題行動に関して対象者が見積もる情動的・認知的価値の再評価	運動不足によって自身が将来どうなるか考える
	環境的再評価	問題行動が物理的・社会的環境に与える影響の評価	自身の運動不足が周囲にどのような影響を与えるか考える
	社会的解放	一般社会での傾向に対象者が気づき，利用の可能性を探る	生活習慣病に対する世間の見方運動施設・サークルなどの紹介
行動的プロセス	反対条件づけ	問題行動の代替行動をとること	エレベータの代わりに階段利用
	援助関係	問題行動を変化させる際の他者からの援助の使用	一緒に運動してくれる人を探す
	強化マネジメント	問題行動を制御したり，維持したりする際に随伴する変化	運動を継続した自分への報酬 運動を妨げるバリアの除去
	自己解放	問題行動を自らが変化できるという信念	家族や同僚に宣言する 目標を見える場所に掲示する
	刺激コントロール	問題行動のきっかけとなる状況や環境的要因の制御	目立つところにウォーキングシューズを置く

　大切なことは，図4および下記のように各ステージに応じたプロセスを選ぶ必要があるということです．

① **無関心期および関心期**は，経験的プロセスが適切．これらのステージでは行動は起こりづらいため，まずは問題行動に気づかせることから始める
② **準備期**では少しずつ行動変容が起こり始めているため，自己解放（目標を設定して周りに宣言する）などの行動的プロセスが有効
③ **実行期および維持期**では，行動がすでに起こっているため，強化マネジメント（自分へのごほうび）など，行動が継続できるようなプロセスを適用する

❸ 意思決定バランス

　人間は行動を起こすことによって得られる**恩恵**（プロズ）と，行動を起こすことによって被る**負担**（コンズ）を比べて，優位な状況を選択します．

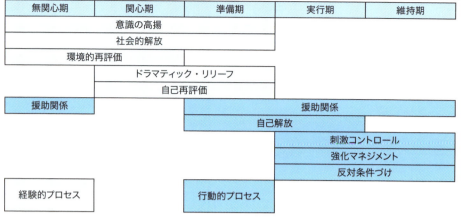

図4　行動変容ステージと10のプロセス

「指導された運動をすればよいことはわかるけど，仕事が忙しくて時間が取れないから…」

　行動変容ステージの無関心期では，運動によって得られる恩恵（プロズ）よりも運動することで受ける負担（コンズ）の方が大きい状態にあるため（図3），患者が負担を感じるようなアプローチ方法は適切ではありません．患者の意思決定バランスの状態を評価して，行動変容に対する準備性（レディネス）を知ることも，課題設定に役立つ情報の1つです．運動・身体活動における意思決定バランスの評価尺度は，表4[10]が参考になるでしょう．

❹ セルフエフィカシー（自己効力感）

　セルフエフィカシー（self-efficacy，自己効力感）とは，1977年にBanduraによって提唱された概念であり[11]，行動変容では，**ある問題行動を適切な行動に変えることができる見込み感**をいいます．

　セルフエフィカシーは行動変容ステージが進むにつれて高まり，また，高まったセルフエフィカシーはステージの逆戻りを抑制することがわかっています[12]．セルフエフィカシーを高めるためには，成功体験，代理的経験，言語的説得，情動的喚起の4つが有効です（表5）．

表4　運動・身体活動における意思決定バランスの評価尺度［文献10）より］

恩恵（プロズ）
1. 定期的に運動すると，家族や友人にもっとエネルギーを注ぐことができる
2. 定期的に運動すると，ぐっすりと眠ることができる
3. 定期的に運動すると，自分自身の身体をより好きになれる
4. 定期的に運動すると，身体を使う仕事を楽にできるようになる
5. 定期的に運動すると，あまりストレスを感じない
6. 定期的に運動すると，仲間づきあいが活発になる
7. 定期的な運動は，緊張感を和らげてくれる
8. 定期的な運動は，私の人生に対して肯定的な見通しを立てることに役立つ
9. 定期的に運動すると，やせる，身体が丈夫になる，体力がつく
10. 定期的に運動すると，いろいろなことを考えるための時間が増える

負担（コンズ）
1. 定期的に運動することは，仕事（家事）の邪魔になる
2. 運動すると筋肉痛になるので，日常生活に支障をきたす
3. 運動すると家族や友人と過ごす時間がなくなるので寂しい
4. 運動すると暑くて汗をかくので，あまり心地よさを感じない
5. 天気によって影響を受けず，また楽しい運動を探すことは難しい
6. 定期的に運動すると，時間がムダになる
7. 定期的な運動は，あまりにも多くの体力を必要としすぎる
8. 定期的に運動すると，あまりにもお金がかかりすぎる
9. あまりに仕事が忙しいので，1日の終わりに定期的に運動することができない
10. 運動はあまりにも訓練（練習）を必要とするので，やる気がしない

すべての項目について，まったくそう思わない（1点）～かなりそう思う（5点）の5段階で回答する．プロズおよびコンズそれぞれの合計点の差（プロズーコンズ）が意思決定バランスの得点であり，正の場合はプロズが優位であることを示す

表5　セルフエフィカシーを高める4つの方法

成功体験	身近な目標を達成することによって，直接達成感を味わう
代理的体験	他人の行動を観察し，達成した場面を自分に置き換える
言語的説得	励ましや賞賛によって，目的とする行動ができると思い込ませる
情動的喚起	行動による生理的反応（脈拍，血圧，疲労感など）の変化を自覚する

適切な課題を設定するための方法の1つとして，TTMを紹介しました．患者の行動変容を促すためには，患者に問題行動を気づかせ，患者のステージとレディネスを把握し，それに応じたプロセスでアプローチすること，そして，**行動変容のメリット**を理解させ**「できそうだ！」と思わせること**が大切です．この一連の流れを覚えておきましょう．次は，行動変容を促すための鍵となる，コミュニケーションについてお話しします．

極める3 ≫ 患者が動くリクツがわかるなら，とにかく最初の1歩を出させよ

　患者の課題が設定できたら，あとは行動を見守るだけです．とはいっても，すんなり行動に移せる理想的な患者ばかりとは限らず，行動をためらう方もいます．しかしながら，最初の1歩を出してみると，思いのほかトントン拍子に行動変容が進んでいく患者がいることも事実です．ここでは，患者に最初の1歩を出させるためのコミュニケーションについてお話しします．

　その前に，心に留めておいてほしいことがあります．それは，患者とリハビリテーション専門職の関係です．患者にとって最善と考えられる情報をわれわれが押しつけたり（いわゆるパターナリズム），あるいは，自身の価値観に合う情報のみを患者が選り好みしたり（コンシューマリズム）するような関係は適切ではありません．患者の行動変容を促すために，患者とリハビリテーション専門職が協働して，問題を解決していくような関係性を目指しましょう[1]．

　さて，患者とのコミュニケーションにおいて大切なことは，以下の3つです[13]．

① **聴くこと**
② **感じること**
③ **質問すること**

　「聴くこと」とは，いわゆる**傾聴**（表6）です．患者の話（ストーリー）を真剣に聴くことは，協働する関係を構築する第一歩です．

表6　傾聴技法の例

場面構成	相手も自分も安心して話せるような精神面・体調面・環境面の配慮
観察	表情，身振り，手振り
単純受容	うなずき，あいづち　「はい」「うんうん」「なるほど」など
事柄への対応	オウム返し，言い換え
要約	相手の話の内容や感情を整理して，確認すること

　次に，「感じること」とは，患者の話をリハビリテーション専門職が積極的に，**肯定的に受け入れること**です．われわれにとって当然と思っていることが，患者にとっても当然とは限らないのです．「そういう考え方もある」という，受容的な態度で接することが大切です．

　最後に，「質問すること」とは，患者に自身を振り返るきっかけを作り，**気づきを与えること**です．患者とのコミュニケーションは，開かれた自分（聴いて），閉ざされた自分（感じて）から，気づかない自分（気づき）へと段階的に進んでいきます（図5）[13]．質問することによって，患者が未知の自分に気づいたときにようやく，腑に落ちて行動が起こるのです．この気づき（気づかない自分）を起

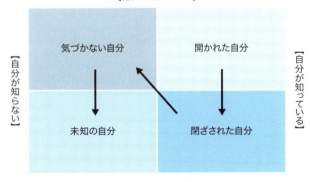

図5　ジョハリの窓と自分自身の気づきの進行［文献13］より］
コミュニケーションによって，開かれた自分（聴くこと），閉ざされた自分（感じること）から，気づかない自分（質問すること），未知の自分（行動）へと進む

表7 気づきを与えるための質問技法の例 [文献13) より]

質問の種類		質問の機能	質問の例
開かれた質問	拡大質問	相手に内省を促す（解が複数）	「〇〇はどうでしたか？」
	未来質問	相手の意志や可能性の展開を促す	「これからどうしたいですか？」
	肯定質問	現実の受容と成長変化への行動を促す	「そのためにどうしますか？」
閉ざされた質問	特定質問	事実の確認や分析（解が限定）	「〇〇をしましたか？」
	過去質問	相手の意識を過去に縛りつける	「なぜしなかったのですか」
	否定質問	相手の思考を否定地点に留める	「どうしてできないのですか？」

こすためには，「開かれた質問」が有効です（表7)[13]．

患者とリハビリテーション専門職が協働する関係を築き，コミュニケーションを通じて，患者の行動変容を促しましょう．

極めに究める Point 2 患者の話をよく聞き，受け入れ，気づきを与えて行動変容を導くべし

極める 4 ≫ まずは自分が動いてみせよ！

本章の最後は，人工膝関節術後に身体活動の向上および運動習慣の定着を目的として，TTMによって行動変容を図った症例を紹介します．

人工膝関節全置換術後の行動変容指導例

- 基本情報：70歳代女性，身長143 cm，体重52 kg，BMI 25.4 kg/m^2（肥満1度）
- 家族構成：70歳代の夫と2人暮らし
- 趣味：友人との茶話会
- 診断名：両側変形性膝関節症，両側人工膝関節全置換術後
- 併存症：高血圧症
- 主訴：長く歩けない，階段昇降が困難
- ニーズ：友人と出かけられるようになりたい
- 現病歴：3年前より両側変形性膝関節症を発症し，近医で保存的治療を続けていた．半年前より症状が悪化し，日常生活での歩行が困難となったため，当院で両側人工膝関節全置換術を受けた．
  術前の歩行時痛NRS 7/10，術前の両膝関節可動域−10～100度，連続歩行は500 m程度，階段昇降は手すりを使用してなんとか可能であった．
  術後翌日よりリハビリテーションを開始し，経過良好で術後3週で自宅退院となった．以後，週2回の外来リハビリテーションで経過観察を継続した．
  術後3カ月経過時，歩行時痛なし，両膝関節可動域0～120度，日常生活動作（ADL）では階段昇降のみ軽度困難であった．ADLや家事に支障をきたすことは少なくなったが，外出する機会が少なく，日中は自宅で座って過ごすことが多かった．

　本症例は，術後の経過が良好であり，外来リハビリテーションを通して，ADLや家事動作は術前より改善しました．しかし，痛みを起因とする，術前からの身体活動の減少が改善されていないことが問題と考えました．また，生活習慣病の予防・改善の観点から，身体活動の向上と運動習慣の定着を目的にTTMによる行動変容を図りました．

【アプローチ前評価】
- 行動変容ステージ：準備期（運動を行っているが不定期）
- 1日の平均歩数：3,700歩（身体活動量計を装着して起床から就寝まで測定）

行動変容のプロセスとして，下記の方法を選びました．自分でも運動しようとする意欲はありましたが，継続にはつながっていなかったようです．そこで，友人の援助（茶話会）や自宅近くのウォーキングコースで歩くことを提案しました．開始当初は，「歩きすぎて痛みが出るんじゃないか」「本当に続けられるのか」とネガティブな言葉が出ていたので，セルフエフィカシーを高めるように，励ましたり，すでに実施されている方の結果を示したりしました．

【アプローチ内容】
- セルフ・モニタリングによる毎日の歩数の記録
- 目標設定：宣言することによって，運動せざるをえない状況を作った．実際に目標を達成することによって，セルフエフィカシーが高まることを期待した．達成可能で具体的な目標（プラス10分，プラス1,000歩など）に設定することが重要．人工膝関節術後（約4,000歩）および健常高齢者（7,000歩）の平均歩数を参考にした．
- 強化マネジメント：目標を達成したら，自分へのごほうび（茶話会でスイーツ）．翌日以降に筋肉痛が生じない程度に，歩数をコントロールした．
- 刺激コントロール：歩くきっかけを増やすように身体活動量計を枕元に，ウォーキングシューズを玄関に置いた．モニタリングの記録を冷蔵庫に貼った（図6）．

【アプローチ後評価】
- 行動変容ステージ：維持期（運動をはじめて6カ月以上経っている）
- 1日の平均歩数：6,000歩

6カ月にわたってTTMによる行動変容を図った結果，行動変容ステージ，1日の平均歩数が向上しました．患者から，「1日の歩数が少なければ，歩

こうという気持ちがわいた」「友人に誘われても，断ることがなくなった」とのポジティブな言葉が出てきました．

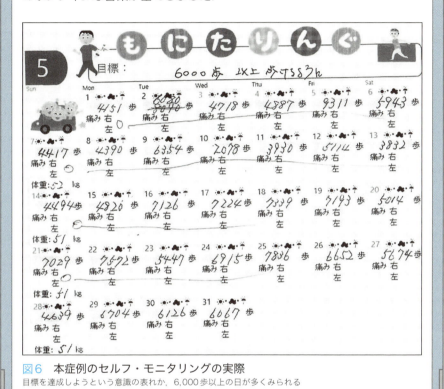

図6　本症例のセルフ・モニタリングの実際
目標を達成しようという意識の表れか，6,000歩以上の日が多くみられる

　当初の目的である身体活動の向上は達成されましたが，今後は運動習慣の定着が課題となります．ステージが逆戻りしたり，飽きてしまったりするかもしれませんが，いつでも自分で行動は変えられることを患者に伝えましょう．

　以上，TTMによって行動変容を促すことができた症例を紹介しました．TTMの利点は，個別化しやすく，評価からアプローチまで体系的に進められるところだと私は思います．患者の行動変容を促すためには，まずはリハビリテーション専門職自身が（TTMを用いるという）行動変容を起こさなければなりません．尊敬する師・ヨーダの言葉を引用して[14]，本章を締めくくります．

Do. Or do not. There is no try
「やる」か「やらぬ」かだ.「やってみる」はない

(美﨑 定也)

極めに究めると, こんなことができる!

1. 行動変容によって,「○○してくれない患者」を「○○する患者」に導ける
2. 患者の行動変容ステージ, レディネスを把握して, 適切な課題を設定できる
3. 聴いて, 感じて, 質問するコミュニケーションを駆使して, 患者に気づきを与えられる
4. 患者とともに, リハビリテーション専門職自身も行動変容できる

● 文献

1) 日本行動医学会編. 行動医学テキスト. 中外医学社, 2015.
2) 福田吉治監訳. 一目でわかるヘルスプロモーション 理論と実践ガイドブック. 国立保健医療科学院, 2008.
3) Abraham C, Michie S. A taxonomy of behavior change techniques used in interventions. Health Psychol 2008 ; 27 : 379-87.
4) Michie S, Abraham C, Whittington C, et al. Effective techniques in healthy eating and physical activity interventions : a meta-regression. Health Psychol 2009 ; 28 : 690-701.
5) Inoue S, Ohya Y, Odagiri Y, et al. Perceived neighborhood environment and walking for specific purposes among elderly Japanese. J Epidemiol 2011 ; 21 : 481-90.
6) 細井俊希, 藤田博暁, 新井智之, ほか. 自宅周辺環境が地域在住高齢者の歩行量およびIADL実施頻度に与える影響. 理学療法―臨床・研究・教育 2017 ; 24 : 55-8.
7) Prochaska JO, DiClemente CC, Norcross JC. In search of how people change.

8) 竹中晃二監訳．高齢者の運動と行動変容―トランスセオレティカル・モデルを用いた介入．Book House HD，2005．
9) Oka K, Takenaka K, Miyazaki Y. Assessing the stage of change for exercise behavior among young adults：The relationship with self-reported physical activity and exercise behavior. Jpn Health Psychol 2000；8：17-23.
10) 岡浩一朗，平井　啓，堤　俊彦．中年者における身体不活動を規定する心理的要因：運動に関する意思決定のバランス．行動医研　2003；9：23-30．
11) Bandura A. Self-efficacy：toward a unifying theory of behavioral change. Psychol Rev 1977；84：191-215.
12) 岡浩一朗．中年者における運動行動の変容段階と運動セルフ・エフィカシーの関係．日本公衛誌　2003：50；208-15．
13) 日本コーチ連盟．JCF公認プログラム　コーチング入門セミナー資料．2007．
14) ジャン＝クー・ヤーガ．スター・ウォーズ　ジェダイの哲学．フォースの導きで運命を全うせよ．学研．2017．

（冒頭）Applications to addictive behaviors. Am Psychol 1992；47：1102-14.

CHAPTER 9 予防医学で運動器疾患を防ぐ

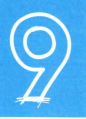

極める1　ポピュレーション・アプローチで予防医療に貢献する
極める2　介護予防教室で社会参加を促し，生きがいを見出させる
極める3　スクリーニングで，死亡にもつながる転倒を予防する
極める4　統計調査を利用して生涯スポーツを普及させる

極める1 ≫ ポピュレーション・アプローチで予防医療に貢献する

　病院に勤めているリハビリテーション専門職は，病気や痛み，機能障害などを有する目の前の患者に対して，「リハビリテーションによって機能を回復させたい」「自宅復帰や社会復帰をさせたい」と考えているでしょう．それは当然のことと思います．

　でも，ちょっと考えてみてください．そもそもヒトは，**病気にかかりたくない**と思い，もし病気にかかることが避けられないならば，**早期に発見**して，**治療する**ことを望むのではないでしょうか．

「治った病気を再発させたくない」と思うこともあるでしょう．そのためには，病気や痛みなどの危険因子を事前にみつけてコントロールしたり，取り除いたりする，**予防**が不可欠です．病院の外にいる方々に対して，われわれは何ができるでしょうか．

予防医療は，そのレベルに応じて**一次予防 (primary prevention)**，**二次予防 (secondary prevention)**，**三次予防 (tertiary prevention)** に分けられます．

> **一次・二次・三次予防**[1]
>
> ❶ 一次予防 (primary prevention) は，原因を除去することによって病気が起こらないようにすること
> ❷ 二次予防 (secondary prevention) は，無症状で早期治療が有効な時期において，病気を検出すること (スクリーニング検査およびその治療を含む)
> ❸ 三次予防 (tertiary prevention) は，病気が確定診断された後，さらに悪化するのを防いだり，合併症を減らしたりすること

それぞれの目的と例を表1に示します．

表1　予防のレベルと目的

予防のレベル	一次予防	二次予防	三次予防
臨床所見	疾患なし	無症候状態	発症後の経過
目的	原因除去 罹患予防	早期発見 早期治療	悪化防止 再発予防
予防活動の例	健康教育	スクリーニング	リハビリテーション

日本予防理学療法学会による予防の主な領域は，健康増進，介護予防・転倒予防，運動習慣や行動変容などであり[2]，再発予防を基盤として，下記のように一次予防，二次予防にも範疇を広げるとされています．

> **理学療法における予防の主な領域**[2]
> ❶ 健康増進, ヘルスプロモーション
> ❷ スポーツや就労を通した健康づくりや外傷・障害予防
> ❸ 介護予防・転倒予防, 虚弱高齢者の管理
> ❹ 再発予防に資する運動習慣, 行動変容
> ❺ 予防の社会的支援, 制度設計に資する科学的検証
> ❻ その他

われわれの専門性を活かせる場所は, 今や病院の中だけではありません. 社会のニーズに応えられるように, 対象者や活動の場を広げていく必要があります.

そのために, 下記のような2つのアプローチが必要となります.

> ❶ ハイリスク・アプローチ (ハイリスク・ストラテジー)
> ❷ ポピュレーション・アプローチ (ポピュレーション・ストラテジー)

❶ ハイリスク・アプローチとは, **ある診断や検査結果をもとにして, リスクの高い個人に対して集中的な治療や指導などのアプローチを行うこと**を指します. 冒頭に述べたような, 目の前の患者の機能を回復させることが該当するでしょう.

❷ ポピュレーション・アプローチとは, **集団全体の健康を向上させるための社会的・物理的環境整備や啓発を行うこと**を指します. 健康・介護関連イベントは馴染みがあるのではないでしょうか. ポピュレーション・アプローチは, 図1[3]に示すように, 集団全体のリスクの分布が移動すると仮定します. 集団全体へのアプローチのほうが, アウトカムの絶対数の減少 (高齢者の下肢筋力の向上による要介護者数の減少など) が大きいと考えられますから, 個人を取り巻く健康の社会的決定要因に働きかけるアプローチとして, 本邦でも広く認識されています[3].

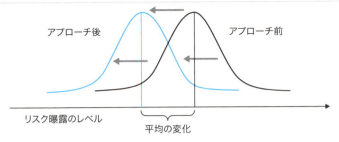

図1 ポピュレーション・アプローチによる効果の仮説[文献3)より]
集団へのアプローチによって，全体の平均の変化が生じる（集団のリスク曝露のレベルは一様と仮定する）

　以前，筆者らも病院を飛び出し，健康増進イベントに参加したことがあります．大腿四頭筋の筋力測定，自宅でできる体操の指導，健康相談を行ったところ，1日で100名あまりの方々が参加しました（図2）．

　イベントが終了して，私の心には「健康に興味がある」「今は病気ではないけれど，将来が不安」「病院はシキイが高い（ちょっと痛いぐらいでは，病院にかかってはいけないと思っている）」という参加者の声が残りました．

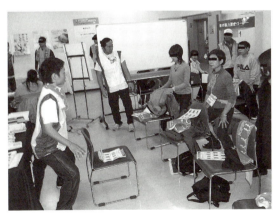

図2 健康増進イベントの風景
健康日本21で開催されたウォーキングイベントでの健康相談ブースの1コマ．自宅でできる体操の指導

私は，病院の外にいる人々に対して，何ができるのか？

　予防医療に興味がある読者の方は，この問いに応えるように行動してみてください．ポピュレーション・アプローチは，職人気質のリハビリテーション専門職には受け入れにくいかもしれません（あくまで私見です）．しかし，個人（患者）はいつか集団に戻っていくわけですから，ポピュレーション・アプローチを知ることは決してムダにはなりません．

> **極めに究める Point 1**　予防医療のレベル（一次予防・二次予防・三次予防）に沿ったアプローチ法（ハイリスク・アプローチ，ポピュレーション・アプローチ）で予防医療に貢献する

極める 2 ≫ 介護予防教室で社会参加を促し，生きがいを見出させる

　予防に関するリハビリテーションにおいて注目されている領域は，何といっても**介護**でしょう．人間は加齢とともに衰えていきますから，なんらかの助けが必要となる場面が出てきます．介護される本人とその家族，国の財政などの事情を勘案すると，可能な限り自立した生活を送れるように，効果的で持続可能な**介護予防**が求められます．

　その介護予防へのアプローチの1つに**介護予防教室**があります．介護予防教室とは，**運動機能，認知機能，嚥下機能などの維持あるいは向上を目的として，集団で行われる事業**のことをいいます．介護予防教室は日本各地で開催されていて，その規模（参加者の人数，時間，回数など）や運営主体（自治体，民間企業，NPO団体など）もさまざまです（図3）．

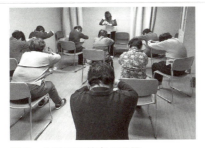
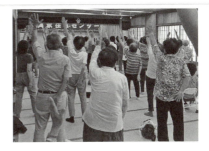

図3 介護予防教室の風景
参加者の人数や行われる内容は事業所によってさまざまである

COLUMN 12

介護予防教室

　足立区の地域包括支援センターが主催している介護予防教室（らくらく教室，平成29年度現在）では，事前に登録された住民に対して，集団体操，嚥下体操，栄養指導などの包括プログラムを週1回（90分），3カ月間（全12回）行います（表2）．参加者は教室の開始時と終了時に身体機能を評価され，終了時には評価結果のフィードバックを受けます．3〜4名のスタッフで運営され，PTや作業療法士（OT）も事業所から委託を受けて携わります．

　私が携わった介護予防教室では，体操のデモンストレーションと日常生活動作（ADL）指導と合わせて，身体機能評価のサポートを行いました．

　介護予防教室において，リハビリテーション専門職に求められる役割とは何でしょうか．私が携わった介護予防教室では，「PT＝運動の専門家」という認識だったようですが，「身体を評価する人」と認識されていたり，「PTやOTは何ができるの？」と聞かれたりすることもあったようです．

　ここであらためてこの疑問に対して回答しますが，PTは，健康増進，介護・転倒予防，運動習慣や行動変容などの専門家なんです[4]．なんと理学療法士の社会に対するアピールの足りないことか！

　私は，

> 介護予防教室の目的は，
> 「運動すること」ではなく
> 「運動を通して社会参加を促し，
> 生きがいを得ること」

だと思っています．たしかに，介護予防教室への参加によって，下肢筋力，片脚立位バランス，歩行速度など，身体機能の改善効果が期待できます[5]．しかし，リハ専門職ならば，**運動のその先**

表2 足立区の介護予防教室のプログラム例

教室の内容	担当者
1. 開講式, オリエンテーション, 初期評価	介護予防運動指導員 PT
2. 血圧測定, ストレッチ体操, 脳トレなど	介護予防運動指導員
3. 血圧測定, ストレッチ体操, 脳トレなど	介護予防運動指導員
4. 血圧測定, ストレッチ体操, 脳トレなど	介護予防運動指導員
5. 血圧測定, ストレッチ体操, 脳トレなど	介護予防運動指導員
6. 集団体操, ADL指導, 健康相談	介護予防運動指導員 PT
7. 血圧測定, ストレッチ体操, 脳トレなど	介護予防運動指導員
8. 嚥下に関する講義, 嚥下体操, 口腔ケアなど	歯科衛生士
9. 栄養に関する講義, レシピの紹介など	管理栄養士
10. 血圧測定, ストレッチ体操, 脳トレなど	介護予防運動指導員
11. 最終評価(結果のフィードバック)	介護予防運動指導員 PT
12. 修了式, ホームエクササイズ指導(確認)	介護予防運動指導員

へ,改善した身体機能をもってさらに社会参加ができるように,生きがいをみつけられるように,対象者を促しましょう.

介護予防教室を卒業した方々が自主的に集まり,運動する機会をもつという話を聞きます.自主的に活動するというのは,貴重な社会参加の機会です.企画運営する方々にとっても,この教室が生きがいにつながっているかもしれません.実際に,自主グループでの介護予防教室の開催にあたって,グループのリーダーとなる人材をリハ専門職が養成する事業も散見します.われわれの専門性はこのようなところでも発揮できるのです.

最後に，介護予防教室において，知っておいてほしい問題をお話しします．それは，

介護予防教室には，参加できる人しか参加していない

ということです．先に登場したハイリスク・アプローチの対象は，具体的なリスクをすでにもっている方々でしたが，

集団の中には，介護予防教室に参加できない「リスクをもつ可能性の高い（脆弱な）」人々もいます

この集団は**ヴァルネラブル・ポピュレーション（vulnerable population）**と呼ばれ，社会的特徴（社会階層，職業，所得，学歴などの社会的・経済的状態）によって定義されています（図4）[3]．

ヴァルネラブル・ポピュレーションにはリスクが集積しやすいため，健康格差の拡大にもつながる可能性があります．参加したいのに参加できない状況を推察すると，やるせない思いが湧いてくるのは私だけではないでしょう．これは社会全体で考えるべき問題ではありますが，われわれの業界も主体的に取り組むべき課題の1つかもしれません．

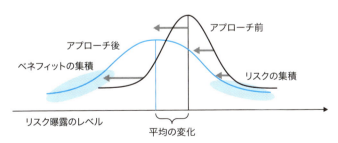

図4 ヴァルネラブル・ポピュレーションへのリスクの集積［文献3）より］
曝露レベルの高い集団（ヴァルネラブル・ポピュレーション）は，低い集団と比較して，効果が少なくなるため，曝露レベルの差がより拡大する

極める3 ≫ スクリーニングで，死亡にもつながる転倒を予防する

転んで骨折してしまうと，歩けなくなって介護が必要な状態（寝たきり）になってしまいますよ

　このセリフ，何万回聞いたかわかりません．リハ専門職が一般の方々に転倒予防を説明する際の決まり文句ですね．

　転倒の疫学[*1]を厚生労働省の人口動態統計（平成27年度）[6)]からみてみると，高齢者の死因のうち「転倒・転落」による死亡数は，加齢にともなって爆発的に増加していることがわかります（図5）[6) 7)]．

　また，転倒が含まれる「不慮の事故」においても，65歳以上では，窒息，転倒・転落，溺死の占める割合が死因の50％以上を占めています．さらに，国民生活基礎調査（平成28年度）[7)]では，介護が必要な状態になる原因として，骨折・転倒が第4位（10.8％）に挙がっていることを鑑みると，転倒を予防することの重要さが理解できるでしょう（図6）[7)]．

　高齢者において転倒によって生じる問題は，転倒が直接的な原因となって死亡すること，あるいは下肢や脊椎の骨折をともない，生活機能が低下する（歩けなくなって寝たきりになる）ことだけでなく，**転倒を経験することによって転倒の恐怖を感じ，外出などの活動を自ら制限してしまうこと（転倒後症候群）**も含んでいます（図7）[8)]．いずれにしても，生活機能の低下は，介護負担や経済負担の増大にもつながりますから，なんとしても高齢者の転倒を予防しなければなりま

[*1] 転倒の疫学（平成27年度）[6)]：厚生労働省による人口動態統計では，転倒（および転落）は交通事故，溺死，窒息，中毒などと並んで「不慮の事故」に分類される．平成28年度の調査によると，全年齢階級において，不慮の事故による死亡数は19,453人（男性：女性＝1.3：1）であった．そのうち，転倒・転落は2,748人（14.1％）であり，交通事故5,278人（27.1％），溺死5,491人（28.2％），窒息3,817人（19.6％）についで多かった．なお，溺死には浴槽への転落による溺死38人が含まれている．

> **COLUMN 13**
>
> **転倒の定義と国際疾病分類**
>
> 転倒とは,「意図せずに地面,床,その他の低い位置に倒れること」であり,「その他の場所から意図的に体位を変えて家具,壁,その他の物体に座る,横になる,もたれかかることは除く」と定義されています[9].国際疾病分類(ICD-10)では,転倒・転落としてW00-19まで分類されています.たとえば,スリップ,つまずきやよろめきによる同一平面上での転倒(W01),階段およびステップからの転落およびその上での転倒(W10)などがあります.

せん.

では,どのようにして転倒を予防すればよいでしょうか.まずは,転倒のリスク要因を知ることです.転倒のリスク要因は,以下の通り4つの次元に分類されます.

> **4つの転倒リスク要因**
>
> ❶ 生物学的リスク要因(年齢,性別,併存症など)
> ❷ 行動的リスク要因(服薬状況,運動不足など)
> ❸ 環境的リスク要因(不適切な家屋構造,滑りやすい床など)
> ❹ 社会経済的リスク要因(教育レベル,地域資源不足など)

転倒は,これらのリスク要因が相互に作用した結果として生じ,これらのリスク要因への曝露が増えるにつれて,転倒のリスクもさらに高まります(図8)[10].

転倒予防は,これらのリスク要因に対して,複合的にアプローチすることが有効であるとされています[11].地域在住高齢者における転倒予防のための行動の例としては,集団体操(太極拳),家屋評価および改修,服薬の見直し,白内障の管理,履物の調整,起立性低血圧の管理などが挙げられます(表3).

これらは転倒を「〇人予防できた」「あるいは〇%減少させた」というような,

第9章 予防医学で運動器疾患を防ぐ (147)

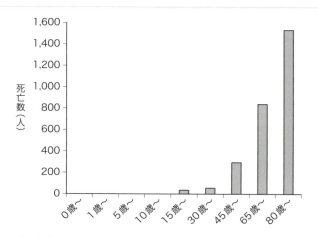

転倒・転落による年齢別死亡数．65歳以上になると転倒・転落による死亡数が爆発的に増加する

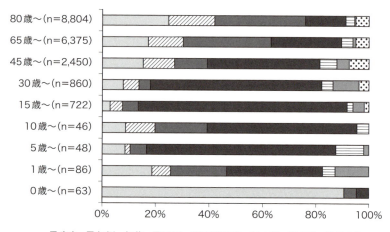

不慮の事故の年齢別構成割合（平成28年度）．若年者では交通事故による死亡の割合が70％以上を占めるが，高齢者では窒息，転倒・転落，溺死を合わせた割合が60％以上を占める

図5　転倒・転落・不慮の事故による年齢別死亡数［文献6)より］

あくまでも集団に対する転倒予防アプローチであって，転倒した個人にしてみれば，転倒は100％まぎれもない事実です．ですから，**個人の転倒リスクをスクリーニング**[*2]**して個別に対応すること（ハイリスク・アプローチ）**も重要なのです．

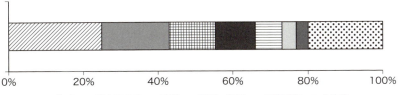

図6 介護が必要な状態になる原因［文献7）より］
要介護状態になる原因は，認知症，脳血管疾患，衰弱についで骨折・転倒（10.8％）が多い

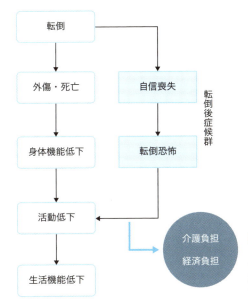

図7 高齢者の転倒によって生じる問題
［文献8）より］
直接的に活動性の低下を引き起こすだけでなく，後遺症によって間接的に活動性の低下を生じる可能性がある

　米国老年学会（American Geriatrics Society）とイギリス老年学会（British Geriatrics Society）が合同でまとめた転倒予防ガイドラインの中で，転倒リスクをスクリーニングするツールが紹介されています（図9）[12]．

　スクリーニングの質問が該当する場合や，歩行・バランス評価によって転倒リスクが高いと予測された場合，問診や身体・認知機能評価をもとに適切な転倒予防アプローチを実施します．リハ専門職は，個別の運動プログラム，家屋改修に

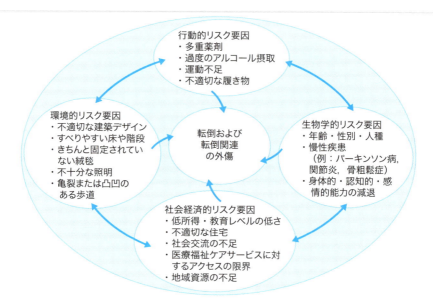

図8 高齢者の転倒に関する危険因子モデル[文献10)より]
転倒は，これら4つのリスク要因が相互に作用した結果として生じる．リスク要因への曝露が増えると，転倒のリスクはさらに高まる

表3 地域在住高齢者における転倒予防アプローチの例[文献11)より]

アプローチ方法	対象者数(論文数)	アウトカム：効果量(95%信頼区間)
集団体操(筋力，バランス，耐久性などの複合プログラム)	3,622名(16編) 5,333名(22編)	転倒率の減少：0.71(0.63〜0.82) 転倒リスクの減少：0.88(0.76〜0.96)
複合的なホームエクササイズ	951名(7編) 714名(6編)	転倒率の減少：0.68(0.58〜0.80) 転倒リスクの減少：0.78(0.64〜0.94)
太極拳	1,625名(6編)	転倒リスクの減少：0.71(0.57〜0.87)
家屋評価と改修	4,208名(6編) 4,051名(7編)	転倒率の減少：0.81(0.68〜0.97) 転倒リスクの減少：0.88(0.80〜0.96) 転倒ハイリスク，視力障害を有する者，作業療法士のアプローチはより有効
ペースメーカー手術	341名(3編)	転倒率の減少：0.73(0.57〜0.93)
白内障手術(初回)	306名(1編)	転倒率の減少：0.66(0.45〜0.95)
向精神薬の漸減 内服処方の修正プログラム	93名(1編) 659名(1編)	転倒率の減少：0.34(0.16〜0.73) 転倒リスクの減少：0.61(0.41〜0.91)
履物への滑り止めの装着(凍結した路面)	109名(1編)	転倒率の減少：0.42(0.22〜0.78)
足部障害を有する者に対するフットケアと足部の運動	305名(1編)	転倒率の減少：0.64(0.45〜0.91)

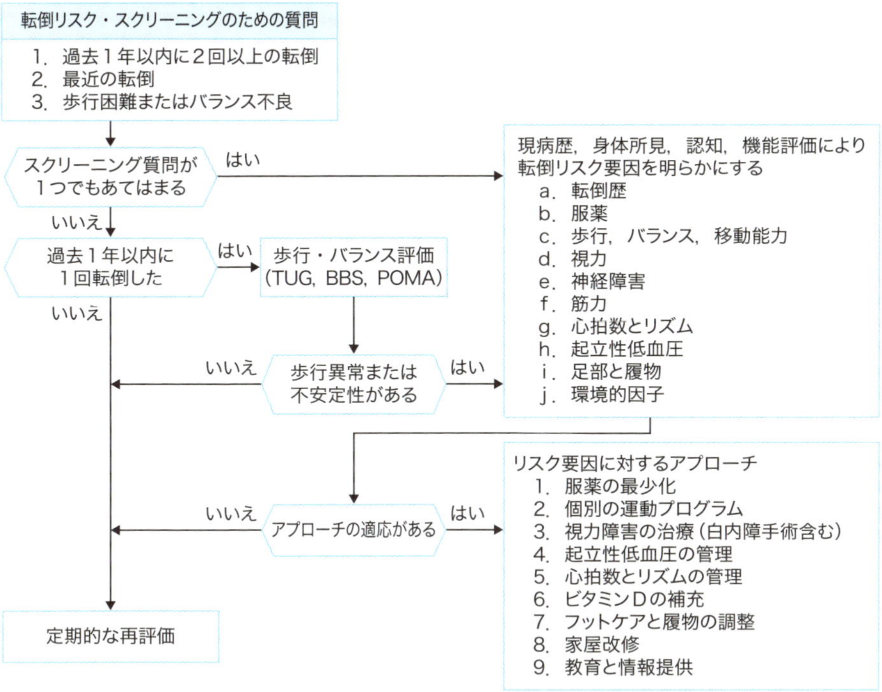

```
転倒リスク・スクリーニングのための質問
  1. 過去1年以内に2回以上の転倒
  2. 最近の転倒
  3. 歩行困難またはバランス不良
        ↓
スクリーニング質問が  ──はい──→  現病歴,身体所見,認知,機能評価により
1つでもあてはまる                転倒リスク要因を明らかにする
        ↓いいえ                    a. 転倒歴
過去1年以内に   ──はい──→          b. 服薬
1回転倒した                        c. 歩行,バランス,移動能力
        ↓いいえ                    d. 視力
                歩行・バランス評価   e. 神経障害
                (TUG, BBS, POMA)   f. 筋力
                                   g. 心拍数とリズム
        ←──いいえ──  歩行異常または ──はい──→  h. 起立性低血圧
                      不安定性がある              i. 足部と履物
                                                 j. 環境的因子

                                    リスク要因に対するアプローチ
        ←──いいえ──  アプローチの適応がある ──はい──→
                                      1. 服薬の最少化
                                      2. 個別の運動プログラム
                                      3. 視力障害の治療(白内障手術含む)
                                      4. 起立性低血圧の管理
                                      5. 心拍数とリズムの管理
                                      6. ビタミンDの補充
                                      7. フットケアと履物の調整
        ↓                             8. 家屋改修
定期的な再評価                         9. 教育と情報提供
```

図9 地域在住高齢者の転倒リスク・スクリーニングツール [文献12) より]
対象者の転倒リスクをスクリーニングするためのツール.個別に対応する際に有用である.TUG:Timed Up & Go test,BBS:Berg Balance Scale,POMA:Performance-Oriented Mobility Assessment

関するアドバイス,対象者の教育・情報提供などが大切な役割となるでしょう.転倒リスクが高くないと予測された場合でも,歩行の異常や不安定性がグレーゾーンならば,集団プログラムへの参加を促すことも必要かもしれません.

ただ,気がかりなことに,この転倒リスクのスクリーニングツールの精度(的中率)は報告されていないようです.また,本邦での適用の妥当性も評価されていませんので,結果については慎重に解釈する必要があります.

[*2] スクリーニング (screening)[1]:無症状の患者において,疾患あるいはリスク要因を見つけることをいう.スクリーニングに用いられる検査は,高い感度(疾患を有する者のうち検査が陽性である確率)が求められる.感度の高い検査で陰性であった場合,疾患(リスク要因)が除外される.

極める4 ≫ 統計調査を利用して生涯スポーツを普及させる

　本章では，「体を動かすこと」の重要性と，患者に「いくつになってもスポーツを楽しむ」ことを啓蒙していく方法について語ってきました．

　まったくもって個人的な意見ですが，PTは体育会系が多いです．かくいう私も野球少年として，毎日，白球を追いかけていました．就職してからもジョギング，トレーニングジム，野球（草野球），ボルダリングなど，合わせて週2～3回，1回1時間以上はスポーツを続けていました．現在はといいますと，毎日30分以上のウォーキングと週1回程度休日にジョギングする程度でしょうか．以前と比べると，スポーツの回数，時間，そして強度が明らかに減っていると感じます．

　文部科学省が実施した調査[*3]によると，この1年間になんらかのスポーツを行った人（選択肢に回答があった者）の割合は63.5％，スポーツを行わなかった人の割合は32.5％でした（図10-a）[13]．性別でみると，男性の方がスポーツを行った割合が高い傾向にありました．年代別にみると，10歳代，60歳代，70歳代にスポーツを行った割合が高く，30～50歳代はスポーツを行わなかった割合が高い傾向にありました．運動頻度をみてみると，全年代では週に3日以上は30.1％，週に1～2日は28.6％，週に1日未満は39.3％でした．年代別にみると，60～70歳代は週に3日以上の割合が高く，20～40歳代は週に1日未満の割合が高い傾向でした（図10-b）[14]．

　行ったスポーツ種目では，ウォーキングの割合が最も高く（38.7％），以下，体操（15.0％），トレーニング（14.0％），ランニング・マラソン（10.4％）の順

[*3] 体力・スポーツに関する世論調査[14]，スポーツの実施状況等に関する世論調査[13]：スポーツの実施状況等に関する国民の意識を把握し，今後の施策の参考とすることを目的として調査された．体力・スポーツに関する世論調査（平成25年）の回答者数は1,897人，男性891人（47.3％），女性1,006人（52.7％），スポーツの実施状況等に関する世論調査（平成28年）の回答者数は20,000人，男性9,932人（49.7％），女性10,068人（50.3％）であった．

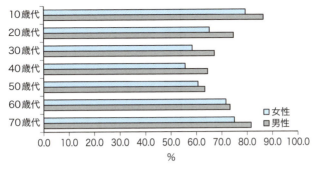

(a) この1年間にスポーツを行った者の割合．働き盛り・子育て世代においてスポーツを行った者の割合が低い傾向にある［文献13）より］

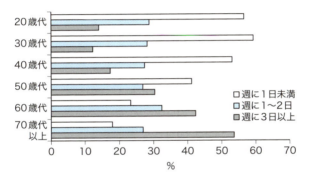

(b) この1年間にスポーツを行った者の年齢別運動頻度．高齢者は週に3日以上，スポーツを行っている割合が高い．どの年代においても，週に1～2日はスポーツを行う意識が見てとれる［文献14）より］

図10　この1年間にスポーツを行った者の割合と，年齢別運動頻度

になっています．性別にみると，男性はトレーニングやランニング・マラソンの割合が高く，女性は体操，エアロビクス・ヨガの割合が高いところをみますと，個人的には，男性は個人で黙々とスポーツに打ち込み，女性は大勢で和気あいあいと楽しむようなイメージが浮かんできます．また，60歳代，70歳代にウォーキング，体操の割合が高くなっていることは，手軽にできるスポーツが好まれていることの表れでしょう（図11）[13]．

一方，スポーツの実施を阻害する要因は，「仕事や家事が忙しいから」「面倒く

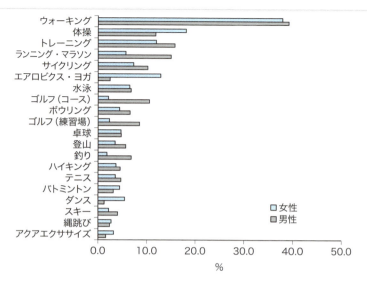

この1年間に行ったスポーツの上位20位

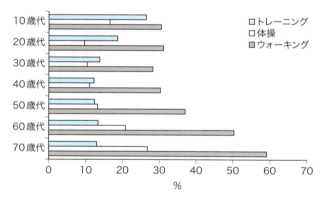

行っているスポーツ上位3位の年齢別比較．どの年代においてもウォーキングを行っている割合が高い

図11 この1年間に行ったスポーツの上位20位と行っているスポーツ上位3位の年齢別比較［文献13）より］

さいから」「歳をとったから」「お金に余裕がないから」などが挙がっています．30〜50歳代の働き盛り・子育て世代は，仕事や家事が忙しい割合が高いことから，スポーツを行わなかった理由と合致していることがうかがえます（図12）．

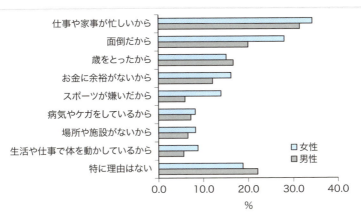

スポーツの実施を阻害する要因．仕事や家事がスポーツより優先されるのは仕方のないことかもしれないが，面倒だから，という理由は残念

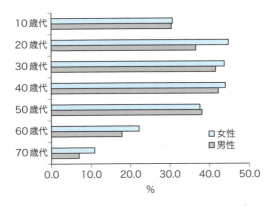

年代別のスポーツの実施を阻害する要因（仕事や家事が忙しい）．働き盛り，子育て世代は仕事や家事に追われていることがうかがえる

図12 スポーツの実施を阻害する要因と年代別のスポーツの実施を阻害する要因［文献13）より］

　文部科学省は，スポーツ基本計画（表4）において「生涯スポーツ」に関する政策を掲げています[15]．このなかでも，それぞれの体力や年齢などに応じて，いつでも，どこでも，誰でも安全に親しむことができる生涯スポーツ社会の実現を目指しています．また，スポーツの実施回数を目標に取り入れていることも興味深いところです．具体的な数字があると行動に移しやすいからでしょうか．

第9章　予防医学で運動器疾患を防ぐ（155）

表4 文部科学省によるスポーツ基本計画（一部抜粋）[文献15）より]

【政策目標】
ライフステージに応じたスポーツ活動の推進とその環境整備を行う．その結果として，成人のスポーツ実施率を週1回以上が65％程度（障害者は40％程度），週3回以上が30％程度（障害者は20％程度）となることを目指す

【施策目標】
国民が生涯にわたり心身ともに健康で文化的な生活を営む基盤として，国民の誰もが各々の年代や関心，適正等に応じて日常的にスポーツに親しむ機会を充実する

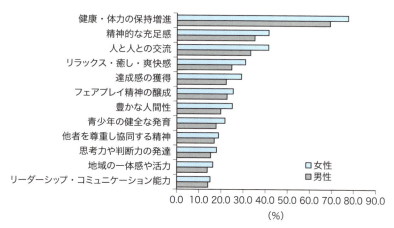

図13 スポーツがもたらす価値［文献13）より]
スポーツは健康だけでなく，多様な価値をもたらしてくれる

　ですが，人間は「目標を立てたから，さっそく…」とはなりません．私の感覚ですが，走っていると頭の中が整理されてきますし，走ったあとは気分がスカッとします．近所の方にお会いすれば，立ち話をする機会もできます．このような，スポーツがもたらす価値を感じるからこそ，スポーツをするのだと私は思っています．前掲したスポーツの実施状況などに関する世論調査においても，健康・体力の保持増進，精神的な充足感，人と人との交流，リラックス・癒し・爽快感，達成感の獲得などの回答が上位に挙がっています（図13）[13]．

　では，これまでの話を踏まえて，生涯スポーツをすすめるために，リハ専門職としてどのようなことができるか考えてみてください．

私には,「これだ!」という明確な答えはありません.例を挙げるとすれば,病院にかかっていない方,あるいは通院が不要なほど回復された方などが対象者層のように思えますから,スポーツに関する情報(頻度,強度,リスク要因,シューズ・補装具など)を提供する,スポーツに応じたトレーニング・フォームの指導,セルフケアの指導などでしょうか.偶然,事故の現場に居合わせた場合を想定して,応急・救急手当(止血,心肺蘇生,熱中症の対応など)もできるようにもしておきたいところです.人の行動をどのように変えるか,という行動変容の具体的な方法については,8章で詳しく述べています.

(美﨑 定也)

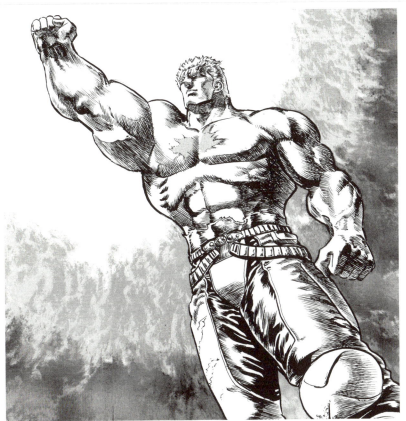

我が生涯に一片の悔いなし
「北斗の拳」ラオウが人生の幕を閉じる時に発した有名なセリフ.スポーツに限らず,何かしら生きがいをみつけて,人生をまっとうする.私もこのような人生を送りたいと思う
[原作:武論尊,漫画:原哲夫,北斗の拳 究極版10巻より]

極めに究めると こんなことができる！

1. ポピュレーション・アプローチによって集団の改善ができる
2. 介護予防教室では，個人の生きがいを見つけさせることができる
3. 転倒を予防して，要介護者を減らすことができる
4. 健康な日本にするため，生涯スポーツをすすめられる

● 文献

1) 福井次矢訳．臨床疫学　EBM実践のための必須知識．メディカル・サイエンスインターナショナル．2016．pp.167-91．
2) 日本予防理学療法学会ウェブサイト (http://jspt.japanpt.or.jp/prevention/)
3) 福田吉治．ポピュレーションアプローチは健康格差を拡大させる？ vulnerable population approach の提言．日衛誌　2008；63：735-8．
4) 日本理学療法士協会ウェブサイト (http://japanpt.or.jp/general/pt/physicaltherapy/)
5) 鵜川重和，玉腰暁子，坂元あい．介護予防の二次予防事業対象者への介入プログラムに関する文献レビュー．日公衛誌　2015；62：3-19．
6) 厚生労働省資料．平成28年 (2016) 人口動態統計（確定数）の概況 (http://www.mhlw.go.jp/toukei/saikin/hw/jinkou/kakutei16/index.html) 2018年2月14日付．
7) 厚生労働省資料．平成28年国民生活基礎調査の概況 (http://www.mhlw.go.jp/toukei/saikin/hw/k-tyosa/k-tyosa16/index.html) 2018年2月14日付．
8) 大高洋平．高齢者の転倒予防の現状と課題．日転倒予会誌　2015；1：11-20．
9) Buchner DM, Hornbrook MC, Kutner NG, et al. Development of the common database for the FICSIT trials. J AM Geriatr Soc 1993；41：297-308.
10) 鈴木みずえ監訳．WHOグローバルレポート　高齢者の転倒予防．2010．pp.1-7．
11) Gillespie LD, Robertson MC, Gillespie WJ, et al. Interventions for preventing falls in older people living in the community. Cochrane Database Syst Rev 2012；9：CD007146.
12) Panel on Prevention of Falls in Older Persons, American Geriatrics Society and British Geriatrics Society. Summary of the updated American Geriatrics Society/British Geriatrics Society clinical practice guideline for prevention of fall in older persons. J Am Geriatr Soc 2011；59：148-57.
13) 文部科学省資料．スポーツの実施状況等に関する世論調査（平成28年11月調査）(http://www.mext.go.jp/sports/b_menu/toukei/chousa04/sports/1381922.htm) 2018年2月14日付．

14) 文部科学省資料. 体力・スポーツに関する世論調査（平成 25 年 1 月調査）(http://www.mext.go.jp/sports/b_menu/toukei/chousa04/sports/1368151.htm) 2018 年 2 月 14 日付.
15) 文部科学省資料. スポーツ基本計画（本文）(http://www.mext.go.jp/sports/b_menu/sports/mcatetop01/list/1372413.htm) 2018 年 2 月 14 日付.

索 引

●あ行

イエロー・フラッグ … 79
生きがい … 142
イギリス老年学会 … 149
意思決定バランス … 127
痛み … 10
　——の定義 … 3
　——の病態 … 6
　——の分類 … 3
　——のマネジメント … 103, 105
　運動器の—— … 1
　術後亜急性期の—— … 13
　術後急性期の—— … 13
一次予防 … 139
因果関係 … 34
因果のパイモデル … 28
インプラント … 109

ヴァルネラブル・ポピュレーション … 145
ウォーキング … 112, 114
運動器の痛み … 1
運動療法 … 1, 2, 4
運動連鎖 … 37

疫学 … 15, 16

エラー（偶然） … 22, 24
演繹的推論 … 26, 27
エンド・フィール … 63

●か行

介護予防教室 … 142, 143
回旋筋腱板 … 50
ガイドライン … 26
外部膝関節内転モーメント（KAM） … 38
外来リハビリテーション … 103
下肢アライメント … 37
家族 … 100
片脚立位保持時間 … 91
課題設定 … 122
肩関節外旋 … 60
肩関節外転 … 60
肩関節疾患 … 50
肩関節周囲炎 … 62
肩関節水平外転 … 60
肩関節脱臼 … 58
肩こり … 65
偏り（バイアス） … 24
活動性低下 … 91
可動域制限 … 62
加齢 … 91
環境的リスク要因 … 147

患者教育	83, 85	高位脛骨骨切り術	45
関節原性筋抑制（AMI）	35	拘縮	58
関節水腫	35	行動的リスク要因	147
関節内インピンジメント	50	行動変容	121, 122, 126
関節軟骨の厚さ	18	行動変容指導	133
		行動変容ステージ	125
キープ・フラット	76, 81, 82	交絡バイアス	25
気づき	131	国際疼痛学会	3
帰納的推論	26, 27	国際変形性関節症会議	41
急性痛	3	コクラン・レビュー	4
恐怖回避モデル	79	五十肩	62
距骨下関節回内	42	骨髄損傷（BML）	18
起立歩行	103, 105	骨折	88
		コミュニケーション	122
偶然（エラー）	24		
クライオセラピー	12	●さ行	
クリニカル・パスウェイ	104	作業関連性頚および上肢筋骨格系障害	65
クリニカルパターン	30	三次予防	139
クリニカルプレディクションルール	29		
クリニカルリーズニング	15, 26	視覚的評価尺度（VAS）	4
		自己効力感	128
頚肩腕障害（症候群）	65	持続的他動運動療法（CPM）	107
傾聴	130	自宅生活	100
健康寿命	112	社会経済的リスク要因	147
検査値	23	社会参加	142
検定	24	手術療法	46
腱板機能テスト	54	術後亜急性期の痛み	13
腱板損傷	50	術後合併症	96
腱板断裂	50, 57	術後急性期の痛み	13
——の分類	52	準WOMAC	18
腱板不全	55	生涯スポーツ	152
肩峰下インピンジメント	50	情報バイアス	25

静脈血栓塞栓症（VTE）	104
心因性	3
侵害受容性	3
神経・筋協調性	59
神経筋電気刺激	42
神経障害性	3
人工骨頭置換術	98
人工膝関節全置換術（TKA）	45, 103, 133
人工膝関節単顆置換術	45
人工膝関節リハビリテーション	104
身体機能低下	91
身体構造変化	91
信頼区間	25
診療ガイドライン	41
スクリーニング	146, 151
スポーツ基本計画	156
スポーツレクリエーション	115
生活習慣	122
生物学的リスク要因	147
セルフエフィカシー	128
選択バイアス	25
相関関係	34
早期の起立歩行	103, 105

● た行

退院	100
大腿骨近位部骨折	88
大腿骨の外側（大転子部）	88
大転子部	88
大腿四頭筋	33
脱臼	59
立った生活	112
遅発性筋痛（DOMS）	12
治療目的	15
治療目標	19
杖	43
デイ・サージャリー	104
適用性判断	95
転倒	146
転倒後症候群	146
転倒リスク	91
転倒リスク要因	147
統計	15
統計調査	152
動作獲得の加速	88, 96
特異的腰痛	71
徒手療法	1, 2, 4
トランスセオレティカル・モデル（TTM）	125

● な行

二次予防	139
日常生活動作（ADL）	15
――の獲得	108, 110
入院	103

は行

バイアス（偏り） ············· 22, 24
ハイリスク・アプローチ ········· 140
ハイリスク・ストラテジー ········ 140
半月板損傷 ······················ 18
反復性肩関節脱臼 ················ 58

日帰り手術 ····················· 104
膝可動域 ······················· 110
　——の改善 ···················· 108
　——の評価 ················ 103, 106
非特異的腰痛 ············· 70, 71, 77
評価 ··························· 15

腹筋 ··························· 80
物理療法 ····················· 1, 2, 4

平均への回帰 ················· 22, 25
米国整形外科学会 ················ 41
米国統計学会 ···················· 24
米国老年学会 ··················· 149
併存症 ······················· 19, 20
変形性膝関節症（膝 OA） ······ 16, 33
変形性膝関節症診療ガイドライン
 ······························· 41
変形性膝関節症理学診療ガイドライン
 ······························· 41

歩行立脚相 ······················ 39
保存療法 ················ 44, 46, 50
ボディチャート ················· 7, 9

ポピュレーション・アプローチ
 ·························· 138, 140
ポピュレーション・ストラテジー
 ······························ 140

ま行

マインズ（Minds）ガイドラインライブラリ ······················ 29
マックギル疼痛質問票
（SF-MPQ-2） ················· 7, 8
慢性痛 ·························· 3

メカニカルストレス ··········· 10, 11

や行

有意差（P 値） ················ 24
有酸素運動 ······················ 43
有痛弧 ·························· 51

腰椎・骨盤リズム ············· 72, 74
腰痛 ··························· 70
予防医学 ······················ 138

ら行

ラテラル・スラスト ··········· 38, 39
　——の評価 ···················· 40

臨床推論 ······················· 26
臨床判断 ······················· 22
臨床予測ルール ·················· 29

冷却療法 ······················· 12
レッド・フラッグ（危険信号） ····· 77

● わ行

忘れ去られた関節 115

欧　文

● A～G

activity of daily living (ADL) 15
arthrogenic muscle inhibition
　（AMI） 35

Berg Balance Scale 93, 94
bone marrow lesion (BML) 18

clinical decision 22
clinical pathway 104
continuous passive motion
　（CPM） 107

deduction 27
delayed onset muscle soreness
　（DOMS） 12

exercise therapy 2
external knee adduction moment
　（KAM） 38

Fear-avoidance model 79
Forgotten Joint 115
fracture risk assessment tool
　（FRAX） 91
Functional Reach Test 93

Goutallier 分類 53

● H～N

hyper-mobility 関節 11
hypo-mobility 関節 11
induction 27
keep flat 76

Kellgren-Laurence 分類 45
KL 分類 45

lateral thrust 38

manual physical therapy 2
mechanical stress 10
Minds（マインズ）ガイドラインラ
　イブラリ 29

● O～Z

OPQRST 6, 72
osteoarthritis of the knee
　（膝 OA） 16

P 値（有意差） 24
painful arc sign 51
physical therapy 2
primary prevention 139

regression to the mean 25
ROAD スタディ 16
rotator cuff 50

scapulohumeral periarthritis 62

secondary prevention ········ *139*	transtheoretical model (TTM)
self-efficacy ············ *128*	············· *125*
short-form McGill pain	
questionnaire-2 (SF-MPQ-2)	VAS ············· *7, 9*
············· *7*	venous thromboembolism (VTE)
shrug sign ············ *51*	············· *104*
	visual analogue scale (VAS) ···· *4*
tertiary prevention ········ *139*	vulnerable population ········ *145*
Timed and Up Go Test ········ *93*	
total knee arthroplasty (TKA)	
············· *45*	

●監修者・著者　相澤 純也（あいざわ じゅんや）
東京医科歯科大学医学部附属病院スポーツ医学診療センター・理学療法技師長
　1999年東京都立医療技術短期大学理学療法学科卒業，2005年東京都立保健科学大学大学院保健科学研究科修了（修士・理学療法学），2012年東京医科歯科大学大学院医歯学総合研究科修了（博士・医学），同年同大附属病院スポーツ医学診療センターアスレティックリハビリテーション部門・部門長，2015年首都大学東京大学院・客員准教授，2018年現職．専門理学療法士（運動器），NSCA-CSCS．日本オリンピック委員会（JOC）強化スタッフ（医・科学），日本スケート連盟（JSF）スピードスケート強化スタッフ（医学部門）等を歴任．

●著　者　美﨑 定也（みさき さだや）
苑田会人工関節センター病院リハビリテーション科・科長
　1997年東京都立医療技術短期大学理学療法学科卒業．1997年駿河台日本大学病院入職．2003年苑田第二病院入職．2010年苑田会人工関節センター病院リハビリテーション科長（現職）．2017年帝京大学大学院公衆衛生学研究科．日本スポーツ協会公認アスレティックトレーナー，国際認定シュロスセラピスト．

極めに・究める・運動器疾患

平成31年1月25日　発　行

監修者　相　澤　純　也
著作者　美　﨑　定　也
　　　　相　澤　純　也
発行者　池　田　和　博
発行所　丸善出版株式会社
〒101-0051　東京都千代田区神田神保町二丁目17番
編集：電話（03）3512-3262／FAX（03）3512-3272
営業：電話（03）3512-3256／FAX（03）3512-3270
https://www.maruzen-publishing.co.jp

© Junya Aizawa, Sadaya Misaki, 2019
組版印刷・株式会社 真興社／製本・株式会社 松岳社
ISBN 978-4-621-30352-8　C 3047　　　Printed in Japan

JCOPY 〈(社)出版者著作権管理機構 委託出版物〉
本書の無断複写は著作権法上での例外を除き禁じられています．複写される場合は，そのつど事前に，(社)出版者著作権管理機構（電話03-3513-6969，FAX 03-3513-6979，e-mail：info@jcopy.or.jp）の許諾を得てください．